Schwangerschaft & Geburt VON A-Z

WAS DU WIRKLICH WISSEN MUSST!

Der kompakte Ratgeber zu allen wichtigen Themen wie Ernährung, Geburtsvorbereitung und Entbindung

1. Auflage, 2019

INHALT

ZWEITER TEIL

EINLEITUNG

Liebe Leserin,

ich freue mich, dass du dich dazu entschlossen hast, dieses Büchlein durch zu stöbern. Da ich mich auf den folgenden Seiten an werdende Mamas richte, gehe ich davon aus, dass du in der letzten Zeit erfahren hast, dass du ein Kind erwartest. Dazu möchte ich dich in aller Form beglückwünschen! Es ist ein Segen, diese wunderbare Zeit der Schwangerschaft erleben zu dürfen.

Möglicherweise bist du aktuell etwas erschöpft, vielleicht hast du mit Magenproblemen zu kämpfen oder du trägst Ängste mit dir herum. Was ich dir sagen möchte, ist: das ist völlig normal! Auch ich habe bei den Schwangerschaften und Geburten meiner beiden Kinder so manche Hürde überwunden und mal ehrlich – es geht uns allen so. Kinderkriegen ist halt kein Spaziergang. Trotzdem spürst du sicher auch Gefühle wie Freude, Aufregung und Dankbarkeit, denn die Erfahrung, dass

im eigenen Bauch ein Menschenleben heranwächst, ist alles andere als gewöhnlich. Du veränderst dich, das Kind verändert sich, deine Beziehung wahrscheinlich auch. Ich wünsche dir, dass du mit diesen Veränderungen „mitgehen", dass du gut für dich sorgen, und dass du diesen Zustand jeden Tag genießen kannst!
Ich lade dich ein, mit mir gemeinsam genauer zu beleuchten, was in den folgenden Wochen passiert, welche Überlegungen dich begleiten werden und was du tun kannst, um für dich und dein Kind eine schöne Geburt in die Wege zu leiten.

ERSTER TEIL:

die Schwangerschaft

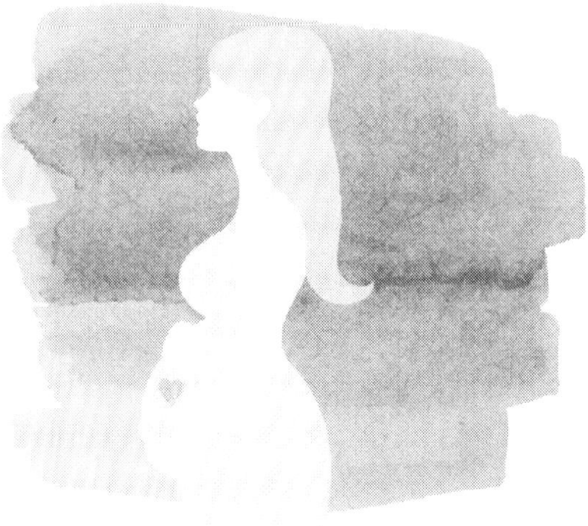

DIE TRIMESTER EINER SCHWANGERSCHAFT

Eine Schwangerschaft dauert im Normalfall 40 Wochen. Diese Zeitspanne wird von Ärzten und Hebammen in Trimester eingeteilt.

Die ersten Schwangerschaftswochen (SSW) dauern bis zum Ende des dritten Monats, das zweite Trimester bis zu SSW 27, und der letzte Abschnitt bezeichnet die Wochen 28 bis 40. Es ist immer wieder spannend, sich zu vergegenwärtigen, was in diesen Monaten alles in deinem Bauch geschieht. Ich finde, es grenzt an ein Wunder, dass aus einem Etwas, kleiner als ein Stecknadelkopf, ein 3500 Gramm schweres Kind wird, das schreit, trinkt und atmet. Und sicher macht es dir Spaß, nun genauer nachzusehen, was in dem Stadium vor sich geht, in dem du dich gerade befindest.

Wichtig zu wissen ist für dich, dass eine Schwangerschaft nicht ab dem Zeitpunkt der tatsächlichen Befruchtung gerechnet wird, sondern der erste Tag deiner zuletzt erfolgten Periode als Ausgangspunkt dient. Das heißt, wenn dir dein Arzt beispielsweise sagt, du seist in der zehnten SSW, wächst das Kind in deinem Bauch seit ca. 8 Wochen heran.

Schwangerschaftswochen 1 bis 12

Das erste Trimester. Zu Beginn dieser Zeit wird aus der Verschmelzung von Samenzelle und Eizelle ein sich immer wieder teilender Zellklumpen, der langsam durch den Eileiter zur Gebärmutter wandert. Innerhalb der ersten drei bis vier Wochen hat er sich dort festgesetzt und sein Zuhause gefunden. Es kann bereits während dieser Zeit sein, dass du merkst, dass sich in deinem Inneren eine Veränderung anbahnt. Die typischen Schwangerschaftsanzeichen wie Müdigkeit, Konzentrationsschwäche oder das Wachsen der Brüste treten schon ein, bevor du auch nur bemerken kannst, dass deine Periode ausbleibt. Der weibliche Körper reagiert sofort auf die Befruchtung und da er ein solches Wunderwerk (klingt kitschig, ich weiß, ist aber nun mal so) ist, werden zig verschiedene Mechanismen in Gang gesetzt. Die Natur arbeitet wir ein Uhrwerk, ein Fortgang treibt einen anderen an.

Etwa drei Wochen nachdem die Befruchtung stattgefunden hat, ist der Embryo in deinem Bauch zwei Millimeter groß, und du befindest dich in SSW 5. Schon eine Woche später ist er auf ca. 6 Millimeter gewachsen, sein Herz pumpt Blut zu seiner Hauptschlagader, die Leber wird versorgt. Zu diesem Zeitpunkt sind die Grundrisse des menschlichen Körpers bereits erkennbar – also kein Zellklumpen mehr in Sicht. Fünf Wochen nach der Befruchtung (etwa in der 7. SSW) bildet sich bereits das Näschen sanft heraus, auch Augen und Mund entstehen. Der Embryo ist zu diesem Zeitpunkt etwa 14 Millimeter groß. Nach sechs Wochen, wenn du also in SSW 8 bist, ist das Rückgrat gebildet, die Wirbel wachsen nach und nach, und sogar die ersten Muskeln beginnen sich zu entwickeln. Das Herz deines Kindes schlägt zu diesem Zeitpunkt übrigens etwa 140 Mal pro

Minute. Es ist also ganz schön was los in deinem Bauch. Etwa acht Wochen nach der Befruchtung, in SSW 10, wird aus dem Embryo ein Fötus, das heißt, die Funktionen seines Körpers und sein Wachstum werden verfeinert, die grundlegenden menschlichen Mechanismen sind abgeschlossen. In der 12. SSW ist dieser Ablauf vollendet und das Trimester, in dem die häufigsten Fehlgeburten geschehen, ist überwunden.
Du ahnst vielleicht jetzt, wieso sich in diesen ersten drei Schwangerschaftsmonaten einige Embryos wieder verabschieden: all die lebensnotwendigen Feinheiten, die ein menschlicher Organismus zum Überleben braucht, wachsen in dieser Zeit heran und bilden sich aus. Wenn hier etwas „schief" geht, sich genetische Fehler einschleichen oder der natürliche Gang des Wachsens nachhaltig gestört wird, bricht die Natur die Entwicklung häufig ab. Wir haben es schlussendlich nicht in der Hand, ob ein Embryo es schafft, seine ersten 10 Wochen zu überstehen, doch wir können einiges tun, um ihm eine gesunde Entwicklung zu ermöglichen. Mehr dazu findest du später in diesem Buch.

Doch welche körperlichen Veränderungen kannst *du* bereits in dieser ersten Zeit der Schwangerschaft erleben? Natürlich sind alle hier beschriebenen Symptome individuell stärker oder schwächer ausgeprägt. Doch es ist sicher beruhigend für dich zu wissen, dass das ein oder andere Zipperlein völlig normal ist. Wundere dich also nicht, wenn du zu Beginn deiner Schwangerschaft gleich mal bis zu drei Kilogramm an Gewicht zulegst. Dein Körper reagiert auf die Schwangerschaft mit erhöhter Wassereinlagerung. Solltest du erst einmal Körpergewicht verlieren, ist das auch nicht weiter tragisch, denn wer den halben Tag brechend über einem Eimer hängt, nimmt natürlich automatisch ab. Sprich aber bitte mit deinem Arzt über den genauen Gewichtsverlust, denn zu viele Pölsterchen solltest du nicht verlieren. Dein Organismus benötigt viel mehr Vitamine, Nährstoffe und Mineralien, wenn du ein Baby in deinem Bauch trägst. Es „isst" sozusagen mit (was nicht heißt, dass du ab sofort doppelt so viel essen sollst als bisher), es ernährt sich durch dich – da darfst du achtgeben, dass du genügend Kapazitäten in und an dir trägst. Zum Thema gesunde Ernährung werde ich dich später noch weiter informieren. Des Weiteren verspüren Frauen nicht nur am Ende der Schwangerschaft einen erhöhten Harndrang, auch gleich zu Beginn kann dieses Symptom auftreten. Die Gebärmutter wächst und schafft sich Platz – daran muss sich der Rest deines Unterleibs gewöhnen. Zudem kann es sein, dass du nun einen stärkeren Ausfluss bemerkst, der aber auch völlig normal ist. Benutze bitte keine Tampons, sie sind für diese körperliche Phase nicht gedacht. Wechsle lieber ein paar Mal am Tag deine Slipeinlage und lass zu, dass dein Körper seine Arbeit machen kann. Müdigkeit, Schwindelgefühle und Haarausfall haben auch damit zu tun, dass in dir eine große Veränderung stattfindet. Alle Kräfte werden vom Körper danach ausgerichtet, die Entwicklung des Babys zu gewährleisten. Du darfst dich also schonen, wenn dir danach zumute ist – schließlich arbeitet es in dir gerade erheblich!

Schwangerschaftswochen 13 bis 27

Wenn deine Schwangerschaft die 13. Woche erreicht, dein Baby sich also seit rund 11 Wochen in deinem Bauch entwickelt, nehmen in aller Regel die unangenehmen Symptome des ersten Trimesters wieder ab. Gott sei's gedankt! Aber hey, auch wenn du weiterhin mit Übelkeit oder Müdigkeit zu kämpfen hast, versuche so gut es dir möglich ist, diese Situation anzunehmen.
Dein Baby hat inzwischen ausgebildete Organe, das heißt Lunge, Bauchspeicheldrüse, Herz, Nieren und Darm arbeiten – sie müssen nur noch weiterwachsen. Wenn du dich in der 15. Schwangerschaftswoche befindest, dein Kind also 13 Wochen „alt" ist, hast du bereits bei einem Ultraschall die Möglichkeit, sein Geschlechtsorgan zu sehen (vorausgesetzt, es dreht sich nicht ständig weg). Da in dieser Zeit bis zur 18. SSW die Knochen immer stärker werden, darfst du darauf achten, ausreichend Kalzium zu dir zu nehmen, um dein Kind zu unterstützen. Und ich weiß nicht, ob du es bereits

bemerken konntest, aber dein Kind kann mittlerweile wunderbar feststellen, welche Geräusche dich umgeben, welche Stimmen in der Umgebung sind. Ist das nicht wunderbar? Vielleicht kannst du wahrnehmen, dass es mit heftigen Bewegungen reagiert, wenn du dich in einer lauten Umgebung aufhältst? Oder dass es ruhig und entspannt wird, sobald du deine Lieblingsmusik auflegst? Eine sehr spannende Zeit, wie ich finde. Vielen Müttern fällt es in dieser Zeit besonders leicht, Kontakt zu dem kleinen Wesen in ihrem Bauch aufzunehmen. Gegen Ende der 18. SSW ist dein Baby bis zu 400 Gramm schwer und ungefähr 23 cm groß.

Zwischen SSW 21 und 24 beginnen sich Haar- und Nagelwuchs einzustellen. Das Baby beginnt in aller Regel jetzt sofort damit, an seinem Daumen zu lutschen, was eine prima Übung für sein Leben nach der Geburt darstellt. Ich sagte ja bereits: es grenzt an ein Wunder, wie sinnvoll und weitsichtig die Natur arbeitet. Wenn du dein Kind seit ungefähr 21 Wochen in dir trägst (SSW 23), beginnt sein Körper langsam damit, selbst Fett anzusetzen. Das führt dazu, dass nun nicht mehr nur du, sondern auch dein Kind schwerer wird, und mittlerweile bis zu 600 Gramm wiegt. Ab SSW 24 kann dein Kind zwischen Schlaf- und Wachzustand unterscheiden und öffnet und schließt seine Augen, wie es ihm richtig erscheint. Viele Mütter spüren in dieser Zeit, dass sie morgens vom Kind geweckt werden, es strampelt oder bewegt sich – es wird Tag und das Kleine ist wach.

Schauen wir uns an, was du als Mama erlebst in diesem schönen zweiten Trimester. Vielleicht stimmst du den vielen Müttern zu, die sagen, dass sie sich während dieser Wochen besonders wohl in ihrer Haut gefühlt und dass sie die Schwangerschaft als besonders entspannt und angenehm empfunden haben. Ich wünsche es dir jedenfalls! Während der SSW 12 bis 27 kann es sein, dass du ab und an einen Tropfen heller Flüssigkeit aus deiner Brust fließen siehst. Dies ist völlig normal, denn bevor die Muttermilch mit all ihren Antikörpern und Nährstoffen gebildet wird, produziert dein Körper diese Vormilch. Dein Bauch wächst außerdem gut sichtbar an, es ist nunmehr kaum zu übersehen, dass du schwanger bist. Viele Frauen lieben es, ihre Schwangerschaft stolz zu präsentieren und sich neue Kleidung zu kaufen, die

ihre Weiblichkeit unterstreicht. Es macht einfach Freude, zu zeigen, was hier Schönes geschieht. Da dein Bauch so gut wächst und gedeiht, kann es aber auch sein, dass du weiterhin häufiger auf die Toilette gehen musst. Völlig in Ordnung. Gleichzeitig kann Sodbrennen entstehen, denn auch dein Magen hat nun weniger Platz als vorher. Es macht also durchaus Sinn, häufiger am Tag kleinere Portionen zu dir zu nehmen, sodass du deinem Verdauungstrakt ein bisschen die Arbeit erleichterst. Und sollte das nicht helfen, überprüfe deinen Speiseplan dahingehend, wie viele Säurebildner du zu dir nimmst. Fertiggerichte, viel Zucker oder Salz sorgen dafür, dass dein Magen vermehrt Säure produziert, was dir wiederum „sauer aufstoßen" kann.
Vielleicht entwickelt sich bei dir gegen Ende des zweiten Trimesters auch die sogenannte *Linea nigra*, also eine dunkle Linie, die vom Schambein bis zu Bauchnabel verläuft. Sie verschwindet von selbst wieder, wenn dein Kind geboren wurde. Was nicht immer wieder verschwindet, sind die Dehnungsstreifen, die sich bei den meisten Müttern in dieser Zeit rund um Bauch und Hüfte bilden. Du kannst mit Ölen und Massagen auf dein

Bindegewebe einwirken und es unterstützen, aber sei nicht enttäuscht, wenn die Streifen trotzdem sichtbar werden. Sie werden in den nächsten Jahren an Intensität verlieren. Ich persönlich trage meine Dehnungsstreifen, die mittlerweile kaum noch zu sehen sind, jedenfalls mit Stolz – sind sie doch ein Zeichen dafür, dass ich zwei Kinder in meinem Bauch tragen durfte. Es entspannt einen doch ungemein, wenn man gängige Schönheitsideale hinterfragt und bestenfalls damit beginnen kann, den eigenen Körper zu lieben, so wie er ist. Ich wünsche dir, dass du einen liebevollen Umgang mit deinem Körper pflegst, der so vieles leistet – gerade während einer Schwangerschaft! Und solltest du zu den Frauen gehören, die wirklich viel Wasser einlagern, sei dir gewiss, dass dies in den Tagen und Wochen nach der Geburt schnell wieder weg sein wird.

Schwangerschaftswochen *28 bis 40*

Dein Baby wiegt mittlerweile bis zu 1500 Gramm! Wahnsinn, wie schnell es sich entwickelt hat, oder?! Das kannst du auch daran erkennen, dass es sich immer mehr in deinem Bauch bewegt und aktiv wird. Möglicherweise kannst du nun nachts nicht mehr ganz so einfach schlafen wie früher, denn in dir steppt mitunter der sprichwörtliche Bär. Falls dem so sein sollte, versuche diese nächtlichen Wachstunden gut für dich zu nutzen, indem du meditierst, ein Buch liest oder dich in die Badewanne legst. Tu, was immer dir guttut! Dein Kind ist in den letzten Wochen der Schwangerschaft vor allem damit beschäftigt, Fett anzusetzen und zu wachsen, außerdem werden alle Organe fertig ausgebildet.

Wenn es mit großen Schritten auf die Geburt zugeht, wird sich dein Baby mit dem Kopf nach unten drehen. Manche Mütter bekommen diese Veränderung mit,

andere nicht. Das Baby macht sich in den letzten vier SSW bereit, auf die Welt zu kommen.
Das dritte Trimester der Schwangerschaft ist für manche Mütter eine eher anstrengende Zeit. Während sie überglücklich feststellen, wie lebendig und munter das Kind in ihrem Bauch ist, sind die werdenden Mamas bisweilen etwas eingeschränkt in ihren Tätigkeiten und fühlen sich aufgrund der körperlichen Veränderungen häufig erschöpft. Der Bauch wird immer größer und schwerer, manche Symptome (Harndrang, Sodbrennen, Verstopfung oder anderes) verstärken sich noch einmal und viele Frauen leiden unter Rückenschmerzen. Dies ist zwar unangenehm, hat allerdings auch einen nachvollziehbaren und klugen Grund: das Schwangerschaftshormon Progesteron wird vom Körper nun vermehrt produziert, damit die Muskeln und Bänder der Mutter für die Geburt gelockert werden. Die Natur agiert also wieder einmal äußerst intelligent. Leider sorgt dies dafür, dass deine Wirbelsäule stärkeren Belastungen ausgesetzt ist und beginnt, zu schmerzen. Nach der Geburt wirst du diese Herausforderung aber auch gemeistert haben. Vielleicht stellst du in den letzten vier

Wochen vor dem errechneten Geburtstermin fest, dass es immer mal wieder zu Kontraktionen in deinem Bauch kommt. Hier arbeitet dein Körper mit sogenannten Scheinwehen, die die Gebärmutter und dein Baby auf die tatsächliche Geburt vorbereiten. Auch wenn dich das irritiert oder erschreckt, darfst du ganz ruhig bleiben. Scheinwehen sind völlig normal. Schau aber immer mal wieder auf die Uhr: wenn das Ziehen im Bauch mehr als alle drei Stunden auftritt oder nicht mehr nachlässt, selbst wenn du dich hinlegst, darfst du deinen Arzt oder deine Hebamme anrufen.

Und überhaupt: scheue nicht davor zurück, dich bei Irritationen, Fragen oder Sorgen an deine Hebamme zu wenden. Sprich mit ihr über deine Empfindungen und Gefühle und hole dir ihren professionellen Rat. Gerade wenn du zum ersten Mal Mutter wirst, ist es nachvollziehbar, dass du immer mal wieder Hilfe brauchst – und sei es nur ein beruhigendes Wort. Wenn du achtsam mit dir und deinem Körper umgehst, wenn du dich bei Fragen an vertrauensvolle Mitmenschen wendest (das kann auch mal die Tante sein, die selbst vier Kinder geboren hat) und wenn du auf dein Gefühl hörst, wirst du den richtigen Weg wählen. Sprich auch mit deinem Partner, beziehe ihn in die Prozesse mit ein, die in diesen rund 40 Wochen ablaufen. Eine gute Kommunikation verbindet. Er kann dich außerdem entlasten, wenn er weiß, dass du einige Dinge gerade nicht mehr machen kannst oder dass du dich erschöpft fühlst. Auch wenn im Außen nichts sichtbar ist, so geht in deinem Bauch doch ordentlich was ab, findest du nicht? All die Veränderungen und Entwicklungen brauchen Energie, das ist doch sonnenklar. Es ist also wirklich wichtig, dass du gut für dich sorgst, dass du dir auch emotional Hilfe holst, wenn du sie brauchst. Jede Schwangerschaft ist einzigartig und du wirst sehen, wie schnell sie vorbei sein wird. Es lohnt sich, diese Zeit mit dem Kind in deinem Bauch zu genießen.

DIE RICHTIGE ERNÄHRUNG

Ein paar kleine ernährungstechnische Aspekte solltest du während deiner Schwangerschaft nicht übersehen. Es geht darum, dass es dir und deinem Baby gut geht, dass ihr beide euch entwickeln könnt: der Embryo, bzw. Fötus, soll zu einem gesunden Baby werden, du entwickelst dich zur Mutter. Erleichtere dir dein Schwangerschaftsleben und sorge für deinen Körper, lebe möglichst gesund.

Grundsätze einer gesunden Ernährung während der Schwangerschaft

Ich habe bereits darauf hingewiesen, dass es zum Beispiel im zweiten Trimester sinnig ist, besonders auf deine Kalziumzufuhr zu achten. Doch es gibt natürlich noch weiteres Ernährungswissen, das – in die Tat umgesetzt - dich und dein heranwachsendes Baby unterstützen wird und dabei hilft, dass ihr beide gesund bleibt.

Schau dir die folgenden Punkte genauer an und versuche, sie in deine Ernährungsgewohnheiten einzubauen. Es geht nicht darum, sich lehrbuchentsprechend zu verhalten und nur noch gesunde und unbelastete Lebensmittel zu essen, sondern um einen ausbalancierten Speiseplan. Wir dürfen außerdem all die kostbaren Geschenke, die die Natur uns macht, nutzen und anwenden. Oft braucht es gar keine Tabletten oder Kapseln, sondern einfach etwas mehr Besinnung auf natürliche Kraftgeber und Unterstützer. Sprich auch darüber mit deiner Hebamme und lass dir von ihr Tipps geben, die für dich passend sind, denn je nach Symp-.tomen benötigst du auch eine entsprechende Ernäh-

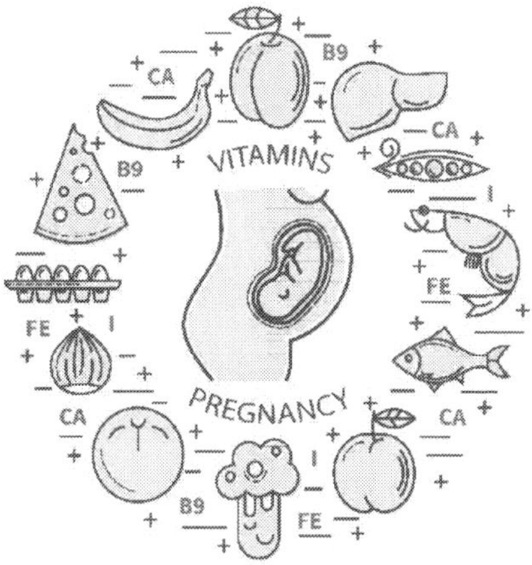

rung – oder sogar Nahrungsergänzung.
Dieser Mythos, dass du während der Schwangerschaft für zwei essen musst, ist längst überholt und sitzt hoffentlich nicht in deinem Kopf. Du benötigst mehr Vitamine und Nährstoffe, so weit ist diese Aussage korrekt, aber du solltest nicht die doppelte Menge an Kalorien zu dir nehmen, wie manche glauben. Wenn deine Schwangerschaft sich im dritten Trimester befindet, darfst du ruhig täglich 500 kcal mehr zu dir nehmen als früher, doch diese sollten auf gesunde Art und Weise aufgenommen werden.

Wasser Wasser Wasser

Wasser sollte eigentlich auch bei nicht schwangeren Personen das Getränk Nummer 1 sein. Vielleicht bist du bereits daran gewöhnt, jeden Tag ausreichend Wasser zu trinken, vielleicht hast du bisher auch gern Limonade, Kaffee oder Sonstiges getrunken. Während der Schwangerschaft solltest du jedoch auf jeden Fall zwei Liter Wasser täglich zu dir nehmen. Da zuckerhaltige Getränke grundsätzlich nicht gesund sind, darfst du hier deinen Verbrauch gegebenenfalls herunterschrauben.

Tee

Tee ist nicht ganz so unproblematisch, wie es vielleicht den Anschein hat. Die jeweiligen Kräuter haben einen nicht zu unterschätzenden Einfluss auf den Körper, weshalb du vorher recherchieren solltest, ob du einen Tee bedenkenlos trinken kannst oder nicht. Ich habe beispielsweise mal zu viel Himbeerblätter-Tee getrunken und direkt Scheinwehen bekommen – also sei achtsam. Frage zu diesem Thema am besten deine Hebamme, denn Tees sind auch wunderbare Helfer bei so manchem Schwangerschaftsproblem. Der richtige Tee kann dich beruhigen, dich besser schlafen lassen oder dir ein bisschen mehr Energie schenken – je nachdem, welches Symptom dich gerade plagt.

Gemuese und Obst

Wer kennt sie nicht; die alte Regel der 5 Portionen pro Tag. Auch während der Schwangerschaft solltest du täglich je fünf Hände voll Gemüse und Obst zu dir nehmen. Achte darauf, dass du biologisch angebaute

Früchte kaufst, wenn es dir finanziell möglich ist. Durch den ökologischen, bzw. biologischen Anbau nimmst du Lebensmittel zu dir, die keine chemischen Pflanzenschutzmittel in sich aufgenommen haben. Außerdem ist die Qualität der Vitamine hier oft höher, da keine Hybridsamen genutzt werden. Achte außerdem darauf, deinen Speiseplan bzgl. Obst und Gemüse möglichst bunt zu gestalten, denn dadurch nimmst du die verschiedensten Vitamine und Nährstoffe zu dir.

Milchprodukte

Bakterien (wie z. B. Listerien) können für Schwangere und deren Kinder ein Gesundheitsrisiko darstellen. Deshalb solltest du während der Schwangerschaft darauf verzichten, Weichkäsesorten wie Brie, Gorgonzola oder Camembert zu essen. Auch Käse, der bereits gerieben abgepackt wurde, ist eher nichts für dich (dasselbe gilt übrigens für „verzehrfertigen" Salat). Wenn du Hartkäse isst, schneide die Rinde ab, denn dort tummeln sich vornehmlich Bakterien. Auch unbehandelte Frischmilch ist ein Tabu während der Schwangerschaft. Wenn du trotzdem gerne Milchprodukte zu dir nimmst, dann greife auf Schnittkäse, Hartkäse oder Käse aus pasteurisierter Milch zurück. Die normale Milch, die es im Supermarkt gibt, ist ebenfalls gut für dich und liefert gesundes Kalzium, ebenso wie Quark oder Joghurt.

Fisch

Fisch liefert wichtige Fettsäuren, meist Omega-3-Fettsäuren, die gerade während der Schwangerschaft unersetzlich sind. Versuche also, zwei Mal pro Woche Fisch in deine Ernährungsgewohnheiten einzubauen. Am besten greifst du hier auf gekochten, gedünsteten oder gebratenen Fisch zurück. Lachs, Hering oder Makrele bieten sich geradezu an. Auch Konservenfisch ist geeignet. Falls du ein großes Verlangen nach Rollmöpsen hast, dann esse sie zeitnah nach dem Einkauf, denn dann ist die Gefahr einer Bakterienbelastung am geringsten. Wie du dir bestimmt denken kannst, ist roher Fisch, also auch das allseits beliebte Sushi, keine Option für dich, während du ein Kind im

Bauch trägst. Verzichte bitte auch auf Meeresfischarten, denn Thunfisch, Steinbeißer oder andere sind häufig belastet mit Quecksilber oder anderen Schwermetallen. Und solltest du Fisch so gar nicht mögen – was durchaus möglich ist – dann nimm einfach einmal pro Woche einen Esslöffel Leinöl zu dir. Der beinhaltet so viele Omega-3-Fettsäuren wie 200 Gramm Fisch.

Fleisch

Beim Fleischkonsum verhält es sich genauso wie beim Fisch. Rohe Produkte sind für die Zeit der Schwangerschaft tabu. Die Gefahr, Erreger in sich aufzunehmen, die dem Kind in seiner Entwicklung schaden können, ist zu groß. Was du weiterhin zu dir nehmen kannst, sind Wurstwaren, die gekocht oder wenigstens erhitzt wurden, wie Mortadella oder Kochschinken, sowie durchgegartes Fleisch. Verzichte während des ersten Trimesters aber auf jeden Fall auf Leber, denn diese enthält eine relativ große Menge an Vitamin A, was während dieser Zeit nicht gut für dein Baby ist. Und noch etwas: auch rohe oder zu weich gekochte Eier sind nichts für Schwangere. Lasse während der 40 Wochen deiner Schwangerschaft Tiramisu und Co. einfach links liegen.

Alkohol

Es gibt bisher keine Studien, die verlässlich belegen, wie viel Alkohol eine Schwangere zu sich nehmen kann, ohne ihr Kind zu schädigen. Dies liegt wahrscheinlich auch daran, dass jeder Körper anders auf dieses Gift reagiert. Um kein Risiko einzugehen, empfehle ich dir, während der Schwangerschaft einfach auf Alkohol zu verzichten. Bier und Sekt gibt es schließlich auch alkoholfrei, falls du zwischendurch mal feiern möchtest oder bei Freunden zum gemütlichen Beisammensein eingeladen bist. Und dunkler Traubensaft im Weinglas suggeriert zumindest ansatzweise das Gefühl eines leckeren Rotweins.

Koffein

Laut dem deutschen Ärzteblatt können Schwangere bis zu drei Tassen Kaffee täglich trinken, ohne ihrem Kind damit zu schaden. Solltest du also morgens einen Kaffee brauchen, um in die Gänge kommen zu können, dann musst du dich nicht kasteien. Auch eine (!) Tasse Schwarztee ist in Ordnung. Wovon du dich lieber fernhalten solltest, sind Energydrinks, denn sie beinhalten neben Koffein auch Taurin und andere Stoffe, die alles andere als gesundheitsfördernd sind – für dich und dein Kind.

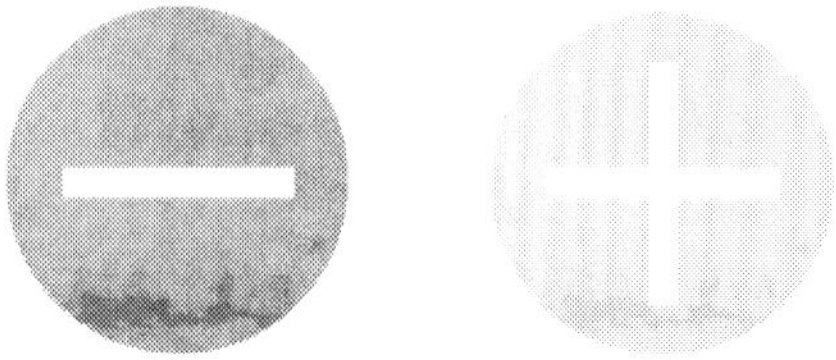

Superfoods während der Schwangerschaft

Versuche, die folgenden kleinen Helfer in deinen Speiseplan einzubauen. Sie sind gesund und einfach zu bekommen, also immer her damit!

- ## Beeren

Solltest du während der Beeren-Zeit schwanger sein, dann greife gerne nach den kleinen Powerpaketen. Sie enthalten viel Vitamin E, Vitamin C und Vitamin K. Auch die tiefgefrorene Variante ist superlecker, zum Beispiel aufgetaut und gemischt mit Joghurt. Vor allem rote Beeren wirken zusätzlich entzündungshemmend auf den Organismus.

- ## Gruenes Blattgemuese

Um ausreichend Magnesium, Eisen und Kalzium zu dir zu nehmen, empfiehlt es sich, täglich grünes Blattgemüse zu essen. Ziemlich easy, denn davon haben wir in Deutschland wirklich ausreichend: Mangold, Baby-Blattspinat, Rucola, Pak Choi (na gut, das ist weniger regional, aber auch sehr lecker), Feldsalat oder auch die Blätter von Möhren und Radieschen sind einfach nur gesund. Der zusätzlich enthaltene Wirkstoff Chlorophyll wirkt nicht nur blutreinigend, sondern auch entgiftend.

Huelsenfruechte

Kichererbsen, Linsen und Erbsen können zugegebenermaßen zu Blähungen führen, und die haben Schwangere eh schon oft. Wenn du aber nicht gerade jeden Tag eine Portion davon isst, sind diese Superfoods äußerst hilfreich in der Schwangerschaft. Wieso? Sie enthalten viel Folsäure. Diese ist für gesundes Wachstum und ein starkes Immunsystem überaus wichtig.

Nuesse

Walnüsse, Haselnüsse, Paranüsse oder Macadamianüsse werden oft auch als Brainfood bezeichnet, da sie unserem Körper viel Zink, Magnesium, Vitamin B und Kalzium liefern und damit unsere Energie und kognitive Leistungsfähigkeit ankurbeln. Auch während der Schwangerschaft sind Nüsse wunderbare Unterstützer und versorgen deinen Körper mit gesunden Fetten. Jeden Tag eine kleine Portion ist gerade richtig – denn wenn du Unmengen an Nüssen in dich hineinschaufelst, nimmst du nur unnötig Kalorien zu dir.

Granatapfel

Die Zubereitung eines Granatapfels kann optisch manchmal an ein Blutbad erinnern – ich gebe es gerne zu. Wenn du allerdings vorsichtig und langsam die kleinen Kerne aus dem Gehäuse holst, holst du automatisch auch viele Vitamine und Ballaststoffe heraus. Granatapfelkerne schmecken in Joghurt oder

Quark genauso gut, wie wenn du sie auf deinem Salat anrichtest.

Ingwer

Ingwer ist eins der tollsten und gesündesten Superfoods überhaupt. Du kannst kleine Stücke davon in asiatische Soßen geben, Ingwer zum Gurgeln benutzen oder daraus Tee machen. Gerade wenn draußen allerhand Viren und Bakterien herumfliegen, ist ein Ingwertee mit etwas Zitrone ein wunderbarer Abwehrhelfer. Außerdem kann er dir dabei helfen, Magenschmerzen zu regulieren.

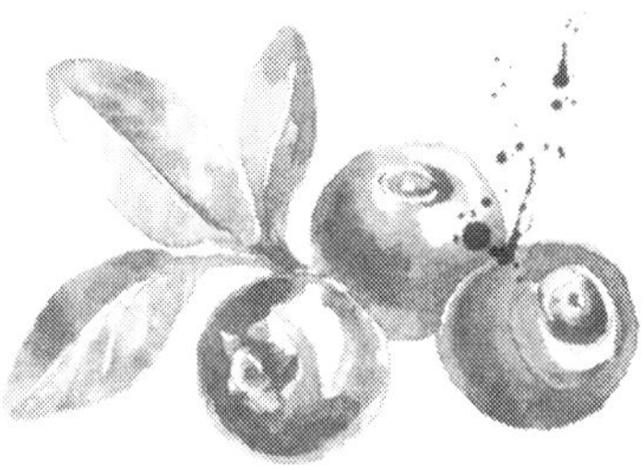

WAS SONST NOCH WICHTIG IST

Es gibt verschiedene Aspekte, die es sich lohnt, bereits in einem frühen Stadium der Schwangerschaft (wenigstens) gedanklich zu behandeln. Ich gebe dir hier ein paar Impulse, denen du individuell begegnen darfst und nicht vergessen solltest.

Bewegung

Natürlich gibt es diese Art Schwangerschaften, in denen die Mütter nur noch im Bett liegen sollen oder sich in hohem Maße schonen müssen. Grund für einen solchen ärztlichen Rat sind meist Komplikationen, die sich verschärfen können, wenn Mama sich körperlich zu viel zumutet.

Von diesen Ausnahmefällen jedoch einmal abgesehen, darfst du dich auch während der Schwangerschaft genauso viel und intensiv bewegen, wie du es vorher getan hast. Du kannst joggen gehen, radeln, laufen, schwimmen – was auch immer sich für dich gut anfühlt. Natürlich wirst du, wenn du vor der Schwangerschaft äußerst sportlich unterwegs warst, auch jetzt noch mehr Bewegung brauchen, um dich wohl zu fühlen, als eine andere Frau, die eher unsportlich ist. Wir sind alle unterschiedlich. Das Bundeszentrum für Ernährung hat hier jedoch einen grundsätzlichen, wie ich finde sehr praktikablen, Rat parat: Schwangere sollten täglich mindestens 30 Minuten lang aktiv in Bewegung sein, dabei aber beachten, dass sie noch in der Lage sind, sich währenddessen zu unterhalten. Das heißt, Extremsport oder körperliche Kraftanstrengungen, die an deine Grenzen gehen, darfst du jetzt sein lassen. Solltest du einen Job ausüben, in dem du den ganzen Tag am Schreibtisch sitzt, dann sorge in schöner Regelmäßigkeit dafür, dass du eine Pause machen und ein paar Schritte gehen kannst.

Warum Bewegung in der Schwangerschaft so wichtig ist? Dein Körper wird während dieser 40 Wochen ziemlich gefordert. Dein gesamter Organismus wird umgekrempelt und alle Funktionen passen sich an die Ausnahmesituation an (zum Beispiel dein Herz-Kreislauf-System). Wenn du dann in Starre verharrst oder in ungesundem Maße auf der Couch rumliegst, machst du es deinem Körper besonders schwer, mit den naturgegebenen Veränderungen mitzugehen. Aktivität ist gesund – auch für dein Kind. Du darfst also jetzt ein Mittelmaß finden, das dir Freude macht, dich fordert, aber nicht überfordert. Ach ja, und von gefährlicheren Sportarten, wie beispielsweise Reiten, Skifahren oder Fußball, ist abzuraten. Du trägst ein wertvolles Geschenk im Bauch, das deinen Schutz benötigt.

Die folgenden Sporttypen sind geradezu prädestiniert dafür, in der Schwangerschaft praktiziert zu werden: Aqua-Fitness, Yoga, Nordic Walking, Schwimmen, Radfahren, Tanzen und leichte Fitness-Übungen. Schau dich doch in deinem Umfeld genauer um, welche Angebote es gibt, schnapp dir ein paar Freundinnen –

ob schwanger oder nicht ist völlig wurscht – und verabrede dich regelmäßig zum Mädelssporteln. Zusammen macht es einfach mehr Spaß, du kommst raus und kriegst den Kopf frei. So sorgst du gut für dich, dein Wohlbefinden und deine Gesundheit.
Und auch dein Baby profitiert von der Aktivität, die du regelmäßig in deinen Tagesablauf einbaust. Studien zufolge kommen Kinder, deren Mütter sich während der Schwangerschaft besonders sportlich betätigt haben, auch auffallend vital zur Welt. Zudem sorgt deine Bewegung für ein sanftes Schaukeln, was auf die Sinne deines Babys einen positiven Einfluss hat.

Rede im Vorfeld gerne mit deinem Arzt oder deine Hebamme über dieses Thema und frage, ob es irgendetwas gibt, das aktuell gegen deine Sporteinheiten spricht. Wie ich zu Beginn bereits sagte, gibt es nämlich durchaus Gründe, den schwangeren Körper eher zu schonen – die beste Antwort, bezogen auf deine individuelle Verfassung, kann dir nur Fachpersonal geben.

Du wirst Mama, er wird Papa

Ich schreibe hier für dich, die angehende Mutter. Natürlich gehen wir also in erster Linie Themen durch, die dich als Schwangere beschäftigen und mit denen du naturgemäß konfrontiert bist. Doch ich möchte dieses kurze Kapitel dazu nutzen, ein paar Worte zur Partnerschaft zu sagen und mit dir gemeinsam zu beleuchten, was deine Schwangerschaft für den Vater des Kindes bedeutet.

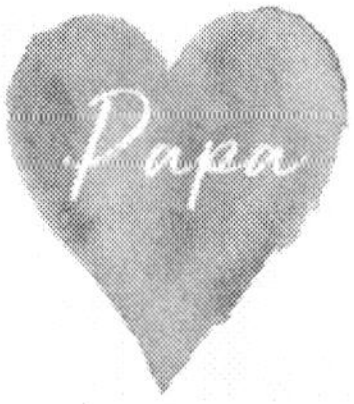

Auch wenn wir uns nicht mehr in den 1950er Jahren befinden, kann die Nachricht Vater zu werden, einen Mann ganz schön durcheinanderbringen („Bin ich imstande, eine Familie zu ernähren?" oder andere Gedanken tauchen häufig schnell auf). Selbstverständlich fühlen viele Männer in diesem Moment neben Freude und Stolz auch eher negativ besetzte Gefühle, wie Angst und Unsicherheit. Sollte dein Partner nicht gerade Freudensprünge gemacht haben, als du ihm von deiner Schwangerschaft erzählt hast, nimm es nicht persönlich. Die Verantwortung, die mit dem Vaterwerden in Verbindung steht, wird vielen Männern erst klar, wenn es dann wirklich so weit ist und sie die frohe Botschaft übermittelt bekommen. Du kennst das von dir doch auch, oder?! Ich glaube kaum, dass es ein Elternpaar gibt, das ausschließlich froh, heiter, optimistisch und powervoll ist, wenn aus zwei Menschen eine Familie wird. Alles hat zwei Seiten, so auch die Erfahrung, Eltern zu werden.

Du kannst während der Schwangerschaft einiges dafür tun, den Vater des Kindes mit einzubeziehen. Auch heute noch sind viele Frauen überzeugt davon, dass sie in Bezug auf das Kind alles allein stemmen müssen. Das stimmt einfach nicht – wir Frauen dürfen schlicht lernen, auch mal Verantwortung abzugeben. Natürlich kann dein Mann das Kind nicht für dich austragen, aber er kann dir andere Dinge abnehmen, dich begleiten, anteilnehmen an allen schönen und weniger schönen Aspekten der Schwangerschaft. Die meisten Geburtsvorbereitungskurse werden auch für Paare angeboten, was schon mal während einiger Zeit dazu führt, dass ihr euch gemeinsam einen Abend pro Woche mit dem Elternwerden auseinandersetzt – und Kontakt zu anderen werdenden Eltern habt. Ich hatte beide Male den Eindruck, dass alle Herren der Schöpfung froh sind, wenn sie andere Väter kennenlernen, die sich gerade in genau derselben Phase befinden. Austausch macht alle Erfahrungen doch um einiges einfacher. Auch die regelmäßigen Vorsorgeuntersuchungen könnt ihr gemeinsam erleben. Für Männer ist es oft noch viel ergreifender, ein lebendiges Wesen auf dem Ultraschallbild zu entdecken als für uns Frauen, da wir ja mit Haut und Haaren an dieser Schwangerschaft beteiligt sind. Besonders während der ersten Schwangerschaftswochen hat der Mann nur den technischen, visuellen Zugang zum Kind. Ich möchte nicht andeuten, dass Männer generell verkopft sind, doch der Herzenszugang zu einem unsichtbaren Kind in einem schlanken Bauch ist für die meisten einfach schwierig – begreiflicherweise. Wenn du deinen Mann also täglich einbindest in diese wundervolle Entwicklung, machst du ihm vieles einfacher – und tust übrigens auch etwas Gutes für euer Kind.

Die Zeit, in der ihr gemeinsam darauf wartet, dass euer Kind das Licht der Welt erblickt, könnt ihr wunderbar nutzen, um Gespräche zu führen, die eure Zukunft betreffen. Werden wir die Geburt gemeinsam erleben? Wie teilen wir uns als Familie die finanziellen Verpflichtungen auf? Wie lange möchte die Mutter in Elternzeit gehen, wie lange der Vater? Was sind die jeweiligen Erziehungsansprüche? Wie wollt ihr die erste gemeinsame Zeit praktisch gestalten? Was ist jedem von euch besonders wichtig? Gibt es Sorgen, die angesprochen werden müssen?
Eine Familie zu werden kann die unterschiedlichsten Gefühle in jedem von euch hervorrufen und es ist wichtig, diese auch zu thematisieren. Ich meine, es geht hier nicht darum, einen Tagesausflug zu planen – es geht um eure Zukunft.

Arbeitswelt und Schwangerschaft

Es gibt einiges grundlegendes Wissen, das du kennen solltest, wenn du schwanger geworden bist und in einem Arbeitsverhältnis stehst. Viele Schwangere sind unsicher, inwiefern sie ihrem Arbeitgeber von ihrer Schwangerschaft erzählen sollen oder was sie erwartet, wenn sie es getan haben. Ich sage dir: ruhig Blut, dir kann gar nichts passieren. Gesetzlich sind Schwangere nämlich in besonderem Maße geschützt. Die Arbeitswelt ist vielfältig, die Tätigkeiten sind sehr unterschiedlich - weswegen eine Schwangerschaft auf eine Bürokauffrau aber natürlich andere berufliche Auswirkungen hat als beispielsweise auf eine Heilerziehungspflegerin.

Was jedoch für alle Berufsgruppen einheitlich gilt, ist das Mutterschutzgesetz, das Frauen sechs Wochen vor und acht Wochen nach der Geburt von der Arbeit freistellt. Hierbei ist es völlig egal, ob du einen Vollzeit-, Teilzeit- oder Minijob machst – das Mutterschutzgesetz gilt für alle Arten von Arbeitsverhältnissen. Aufgrund dieses Gesetzes sind Mütter übrigens auch vier Monate nach der Geburt vor einer Kündigung geschützt, selbst wenn

sie nicht in Elternzeit gehen. Alle Eltern, die sich Elternzeit nehmen, welche die meisten Mütter ohnehin nahtlos an die Zeit des Mutterschutzes anhängen, sind währenddessen gesetzlich davor geschützt, gekündigt zu werden.
Da werdende Mütter einem besonderen Schutz unterliegen, gelten auch besondere Regeln, sobald der Arbeitgeber von der Schwangerschaft erfährt. Frauen, die mit Chemikalien arbeiten, häufig und schwer heben müssen, oder viel Lärm, Kälte oder starken Erschütterungen ausgesetzt sind, erhalten meist ein Arbeitsverbot – vorausgesetzt, sie können keine anderen Tätigkeiten im Betrieb übernehmen. Auch werdende Mütter, die im sozialen oder gesundheitlichen Bereich tätig sind, werden in aller Regel mit sofortiger Wirkung bei vollem Gehaltsausgleich von ihrer Beschäftigung freigestellt (aufgrund von Ansteckungsgefahr oder Ähnlichem).
Doch ab wann wird dir dazu geraten, deinem Arbeitgeber zu sagen, dass du schwanger bist? Auch hier macht das Mutterschutzgesetz klare Angaben: sobald du selbst davon weißt. Allerdings steht dort auch

geschrieben, dass Schwangere die Mitteilung machen „sollen" – nicht müssen. Du hast also keine gesetzliche Mitteilungspflicht. Trotzdem ist es zu deinem und dem Schutz deines Kindes sinnvoll, möglichst zeitnah klare Ansagen zu machen. Eine frühe Mitteilung an deinen Arbeitgeber gibt auch ihm die Chance, sich zeitnah den Geburtstermin und deine Mutterschutzzeit ausrechnen zu können. Um dies tun zu können, darf er übrigens auch einen Attest deines Arztes einfordern.

EINE GUTE ORGANISATION IST GOLD WERT

Ich weiß ja nicht, wie es dir geht, aber die meisten Eltern empfinden es als beruhigend, wenn sie die groben Abläufe der bevorstehenden Geburt planen können. Da wir sowieso die Dinge nicht in der Hand haben, können sowohl Schwangerschaft als auch Niederkunft als furchteinflößend wahrgenommen werden – gerade in der heutigen Gesellschaft, die es so sehr liebt, die Dinge kontrollieren zu können. Du bist also nicht allein damit, wenn du dich nachts im Bett hin und her wälzt, weil dir so viele Fragen durch den Kopf gehen. Glücklicherweise sehen wir uns in Deutschland einer sehr modernen und vernetzten Gesundheitswelt gegenüber, sodass wir viele Möglichkeiten haben, die Geburt eines Kindes zu planen und uns selbst etwas zu entspannen.

Grundsätzlich rate ich dir dazu, dich nicht verrückt machen zu lassen von all den Angeboten, die du ab dem Gynäkologentermin bekommst, bei dem deine Schwangerschaft festgestellt wurde. Du kannst, egal worum es geht, dir immer Bedenkzeit erbeten, du darfst über alle Aspekte mal eine Nacht schlafen, du kannst alles zu Hause in Ruhe mit deinem Partner besprechen. Damit du eine Ahnung davon bekommst, was in den Wochen der Schwangerschaft wichtig ist, habe ich dir hier die wichtigsten Stichpunkte aufgelistet, die es zu entscheiden gilt.

Auswahl Geburtsort

Wir wissen alle, dass die Frauen in früheren Zeiten weit weniger Möglichkeiten hatten als wir: Sie haben ihre Kinder einfach zuhause zur Welt gebracht, oft war das nächste Krankenhaus auch schlicht zu weit weg. Heute sieht die Welt anders aus. Du hast grundsätzlich drei Möglichkeiten: dein Kind kann im Krankenhaus, in einem Geburtshaus oder zuhause das Licht der Welt erblicken. Für die beiden letzten Möglichkeiten ist es allerdings unabdingbar, dass weder bei dir noch bei deinem Baby Komplikationen während der Schwangerschaft auftreten.

Egal, für welchen Geburtsort du und dein Partner euch schlussendlich entscheidet, habt ihr immer die Möglichkeit, euch verschiedene Optionen anzusehen. Sowohl Kliniken als auch Geburtshäuser bieten regelmäßige Infoveranstaltungen an, in denen werdende Eltern die Räume begutachten, Fragen stellen und ein Gespür für den Ort bekommen können. Ich rate euch dringend, diese Möglichkeiten zu nutzen und euch anzusehen, welche verschiedenen Häuser es in eurer Umgebung gibt. Das eine Krankenhaus arbeitet immer anders als das andere, das Personal – egal ob Arzt oder Hebamme – ist auch überall unterschiedlich. Für dich als Mutter hat oberste Priorität, dass du dich an dem Ort wohlfühlst, an dem dein Kind zur Welt kommen soll. Du solltest großes Vertrauen zu den behandelnden und begleitenden Menschen haben, denn wenn du erst einmal im Geburtsprozess steckst, musst du dich fallen lassen können. Rede unbedingt mit deinem Partner über eure Eindrücke, eure Fragen und eventuelle Befürchtungen – so könnt ihr gemeinsam den Ort finden, der für euch individuell am besten passt. Und scheue dich nicht, auch ein paar Mal bei einer Hebamme oder einem Arzt

anzurufen und Fragen zu stellen – du solltest gut für dich sorgen und sicherstellen, dass keine Unklarheiten mehr bestehen. Nur auf der Grundlage eines guten Überblickes und intensiver Information kannst du eine Entscheidung treffen, die sich stimmig anfühlt.
Im zweiten Teil dieses Buches werde ich dir die angesprochenen Geburtsorte genauer vorstellen und erläutern, wo die Unterscheide liegen.

Hebamme suchen und finden

Es gibt keinen Schwangerschaftszeitpunkt, an dem es zu früh wäre, sich eine Hebamme zu suchen. Du kannst also auch bereits früh im ersten Trimester damit beginnen, dich in deiner Umgebung nach zu dir passenden Hebammen umzusehen. Um sie zu kontaktieren, reicht ein gewöhnliches Telefonat – doch bleibe unbedingt am Ball, wenn die Suche zu Beginn hapert. Es gibt immer mehr Hebammen, die ihren Beruf wechseln oder sich in Krankenhäusern anstellen lassen, da ihre Berufsbedingungen bei freier Tätigkeit immer schwerer werden. Die frei arbeitenden Hebammen mit eigener Praxis sterben zunehmend aus, deshalb rate ich dir, dich nicht nur bei *einer* Hebamme zu melden, sondern zeitgleich bei verschiedenen. Die Chance, dass eine der Damen Kapazitäten frei hat, eine weitere Schwangerschaft zu begleiten, ist nicht besonders groß. Je mehr Hebammen du also kontaktierst, umso größer ist die Wahrscheinlichkeit, dass du zeitnah einen Termin bekommst.

Doch nach welchen Gesichtspunkten solltest du die Hebamme aussuchen? Ganz einfach: Es geht immer darum, dass du dich wohl und gut versorgt fühlst. Manche Frauen legen großen Wert darauf, eine ältere und erfahrene Hebamme zu haben, anderen Frauen ist so etwas völlig egal. Auch die Wahl des Geburtsortes ist entscheidend dafür, welche Hebamme du dir aussuchst. Warum? Weil es Hebammen gibt, die ausschließlich Schwangerschaften begleiten, jedoch für eine Geburt nicht zur Verfügung stehen. Außerdem begleiten manche Hebammen auch die Nachsorge, andere wiederum nicht. Du solltest also wissen, wie du gebären möchtest, um die passende Hebamme finden zu können. Wenn du dein Kind beispielsweise in einer Klinik zur Welt bringen möchtest, wird die Hebamme, die deine Schwangerschaft begleitet, dort nicht anwesend sein. Wichtig zu wissen ist dann, ob sie zur Nachsorge wieder zur Verfügung steht. Auch die Art und Weise, wie die Hebamme zur Medizin steht und welche Wege sie mit dir geht, ist wichtig, damit du dich wohl fühlst. Höre auch hier wieder auf dein Bauchgefühl und sei ehrlich zu dir selbst. Wenn du zum Beispiel mit Homöopathie überhaupt nichts anfangen kannst, solltest du dir keine ganzheitlich orientierte Hebamme suchen – du verstehst sicher, was ich meine.

Um dir unangenehme finanzielle Überraschungen zu ersparen, möchte ich an dieser Stelle aber noch etwas sagen: Sollte das erste Gespräch mit einer Hebamme aus irgendeinem Grund negativ verlaufen und du möchtest dir noch weitere Hebammen ansehen, dann sollte dir klar sein, dass du die folgenden Kennenlerntermine selbst bezahlen musst. Unser Gesundheitssystem ist so aufgebaut, dass nur *ein* Ersttermin von der Kasse bezahlt

wird, alle weiteren mit ca. 30 Euro pro halbe Stunde zu Buche schlagen. Es ist wichtig, dass du der „zweiten" Hebamme auch klar zu verstehen gibst, dass du bereits ein Erstgespräch mit einer anderen Dame geführt hast, denn sonst kann es zu Komplikationen mit deiner Krankenkasse kommen. Ich finde ja, das Geld, das du eventuell in ein solches zweites (oder drittes?) Erstgespräch investierst, ist gut angelegt. Es bringt dir nichts, wenn du am Ende mit einer Hebamme zusammenarbeitest, mit der du nicht auf einer Wellen-länge bist.
Die folgenden Punkte gehören grundsätzlich zum Arbeitsspektrum einer Hebamme, werden aber nicht von allen ausgeübt (nachfragen!):

- **Vorsorgeuntersuchungen**
- **Geburtsvorbereitung**
- **Geburtsbegleitung**
- **Wochenbettbetreuung**
- **Rückbildung**

Du solltest hierbei drei Dinge wissen:

1. Es werden alle typischen Hebammentätigkeiten von der Krankenkasse bezahlt.
2. Die Rufbereitschaft einer Hebamme bei einer Geburtshaus- oder Hausgeburt muss privat bezahlt werden.
3. Alle in diesem Kapitel aufgeführten Betreuungsangebote musst du dir selbst aussuchen und organisieren. Einzige Ausnahme ist die Hebamme des Krankenhauses, die bei der Geburt dabei sein wird.

Geburtsvorbereitungskurs

Viele Hebammen geben Geburtsvorbereitungskurse. Besonders dann, wenn du zum ersten Mal schwanger bist, ist es sinnvoll, einen solchen Kurs zu besuchen. Du und alle anderen Anwesenden erwerben dabei viel anatomisches Grundwissen, emotionale Aspekte von Schwangerschaft und Geburt werden beleuchtet, und Praxisübungen, die nicht nur während der Geburt helfen können, werden dir an die Hand gegeben. Schon klar, dass diese Kurse gern auch „Hechelkurse" genannt und belächelt werden, doch die Dinge, die du hier lernst, sind wirklich Gold wert. Dazu gehören unter anderem Entspannungs- und Atemübungen, Fitnessübungen (Stichworte Beckenboden und Rücken), Gespräche und Informationen über die Geburt, Basiswissen zur ersten Zeit als Eltern und zur Phase des Wochenbetts.

Du kannst deine Hebamme danach fragen, wann sie den nächsten Kurs gibt und ob noch ein Platz für dich frei ist. Zudem gibt es die Möglichkeit, Geburtsvorbereitungs-kurse zu besuchen, bei denen auch die werdenden

Papas anwesend sind – sprich darüber also mit deinem Partner. Will er teilnehmen? Selbst wenn Männer manchmal eher defensiv erscheinen, während sie in einer solchen Runde sitzen, lernen auch sie viel dazu und können üben, ihre Partnerin zu unterstützen – egal, ob es nun um die Schwangerschaft oder die Geburt geht. Die Zeiten, in denen Männer mit dieser Lebensphase nichts zu tun hatten, sind glücklicherweise vorbei.

Kliniktasche(n) packen

Im letzten Trimester darfst du damit beginnen, die sogenannte Kliniktasche zu packen. Vielleicht wird dieses Thema auch in deinem Geburtsvorbereitungskurs beleuchtet, doch falls nicht, gebe ich dir hier alle nötigen Informationen dazu. Eine klug gepackte Kliniktasche gibt Vertrauen und erleichtert es Frauen ungemein, der Geburt entspannt entgegenzusehen. Dabei ist es egal, wo du dein Kind zur Welt bringst – in Klinik oder Geburtshaus. Nur wenn du zuhause gebären wirst, brauchst du die Tasche nicht zu packen. Dann reicht es, die angesprochenen Dinge an einem Ort zusammenzutragen, um sie im Notfall doch schnell parat zu haben, falls ihr das Haus verlassen müsst. Falls du aber ganz sicher in einem Krankenhaus gebären und danach ein paar Tage bleiben wirst, empfehle ich dir, zwei Taschen zu packen: eine für die Geburt selbst, eine zweite für die Tage im Krankenhaus.

Kliniktasche für die Geburt (bei ambulanter Geburt oder Geburtshausgeburt):

- **Bequeme Kleidung** für dich (auch etwas Warmes, damit du einige Minuten über den Gang der Klinik oder im Park herumlaufen kannst)
- **Dicke Socken** (kalte Füße wirken wehenhemmend), gern auch mit Noppen (Je nach Gebärposition sind Anti-Rutschsocken von Vorteil)
- **Hausschuhe**

- **Lippenpflege** (viele Frauen bekommen sehr trockene Lippen während all des Atmens, was sehr unangenehm sein kann)
- **Haargummi** (bei langen Haaren)
- **Wasser** und etwas gesundes **Fingerfood**, Energyriegel und/oder Schokolade (Alles, was dir bei einer langen Geburt hilft und gut tut ist ok!)
- **Krankenkassenkarte**
- **Personalausweis**
- **Mutterpass**
- Falls du magst: Entspannende **Musik**, ggf. mit kleinem Lautsprecher
- Falls du magst: beruhigendes **Duftöl** und einen Diffuser

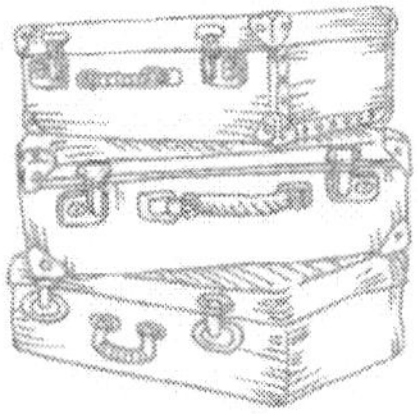

Kliniktasche für die Wöchnerinnenstation (rechne hier mit drei bis vier Tagen):

- Mehrere **Oberteile** mit Knopfleiste (um dir das Stillen zu erleichtern)
- Einige **T-Shirts** zum Wechseln
- Bequeme **Nachtwäsche**
- **Jogging**- oder **Schlafhosen**, die dir gepasst haben, als du ca. im 5. oder 6. Monat schwanger warst
- **Stilleinlagen**
- Mehrere **Still-BHs**
- Eine Packung **Monatsbinden**, denn du wirst einige Tage recht stark bluten
- **Tüte** zum Sammeln der Schmutzwäsche
- **Badartikel**: Zahnbürste, Zahncreme, Shampoo, Duschgel, Kamm oder Bürste, Gesichtsreinigung, Cremes (auch für die Brustwarzen, die evtl. etwas Pflege benötigen), Fön, Taschentücher und Nagelfeile.
- **Ladekabel** fürs Smartphone

- **Bargeld**
- **Lesestoff**
- **Notizbüchlein** und **Stift** (Fragen kommen einem oft auch nachts, wenn kein Arzt zur Verfügung steht)
- Für dein Baby brauchst du **Windeln**, einige **Bodys**, **Strampler**, **Mützchen** und **Jäckchen**, sogenannte **Spucktücher**, eine kleine **Wolldecke** und auf der Fahrt nach Hause unbedingt eine **Sitzschale** fürs Auto (die musst du natürlich nicht im Krankenhaus aufbewahren, aber deinen Partner vor dem Abholen unbedingt daran erinnern!)

Mit dieser Ausrüstung seid ihr gut gewappnet für die Geburt eures kleinen Schatzes!

WAS TUT DIR GUT?

Es gibt ein paar Dinge, die Schwangeren grundsätzlich guttun, andere Dinge schaden oder stressen in dieser Lebensphase einfach. Ich habe hier kurz zusammengefasst, worauf du deinen Fokus legen solltest, solange du dich durch diesen wunderbaren und aufregenden Lebensabschnitt bewegst.

Urlaub

Wenn es finanziell und zeitlich möglich ist, solltest du während der Schwangerschaft noch einmal so richtig schön ausspannen und Urlaub machen. Ihr werdet als Paar in den kommenden Jahren keinen Urlaub mehr allein verbringen, in dem ihr einfach nur stundenlang an einem Strand oder in einem Wellness-Hotel herumliegen könnt. Absolute Ruhe ist also erst einmal passé – auch wenn sich niemand, der bisher keine Kinder hat, das konkret vorstellen kann. Sucht euch einen schönen

Platz aus, an dem ihr ein paar Tage das Leben genießen könnt, wo ihr ungestört seid und die Seele baumeln lasst. Am besten funktioniert das an einem Ort, der nicht allzu weit von zuhause weg ist, denn Fernreisen sind für Schwangere eher ungeeignet. Vergiss aber auf keinen Fall, deinen Mutterpass mitzunehmen, egal wohin du fährst. Und wenn ihr mit dem Auto unterwegs seid, solltet ihr euch mit dem Fahren abwechseln, damit du immer mal wieder die Möglichkeit hast, deine Sitz- oder Liegeposition zu wechseln.

Bewegung

Bewegung während der Schwangerschaft ist wichtig, denn du versorgst damit nicht nur deinen, sondern auch den Körper deines Babys mit ausreichend Aktivität. Die Schaukelbewegungen, die das Kind spürt, wenn du dich bewegst, wirken zudem beruhigend auf das Kleine und werden später wiederholt, wenn du es in den Armen hältst und es sanft wiegst. Besonders Bewegung an der frischen Luft sorgt dafür, dass du den Kopf frei bekommst und tut dadurch auch deinem Kind sehr gut.

Geht zusammen raus in die Natur, lass die Sonne auf deinen Bauch scheinen, bewege dich da, wo es schön ist. Mache aber bitte keinen Sport, der gefährlich ist oder dich zu sehr anstrengt. Du bist zwar nicht krank, sondern „nur" schwanger, darfst aber auch akzeptieren, dass du aktuell besser auf dich aufpassen musst.

Gesunde Ernaehrung

Viele Frauen fangen automatisch an, sich mit gesunder Ernährung auseinanderzusetzen, wenn sie schwanger sind. Das ist wirklich super, denn wir essen sonst oft viel Mist, der schnell zubereitet und einfach zu bekommen ist. Gesunde Ernährung macht Spaß und wahrscheinlich wird es auch dir guttun, dich zu diesem Thema zu belesen und etwas an deinen Essgewohnheiten zu arbeiten. Nimm dir Zeit zum Kochen, zum Einkaufen und zum Genießen. Wenn du schwanger bist, darfst du unbedingt auf deine Gelüste hören und auch Dinge essen, die vorher nicht zu deinen Vorlieben gezählt haben. Es ist dabei völlig in Ordnung, wenn du hin und wieder eine Tiefkühlpizza oder einen Burger isst, doch generell solltest du darauf achten, viele Vitamine und Nährstoffe zu dir zu nehmen. Die Art, wie du dich während der Schwangerschaft ernährst, hat einen großen Einfluss auf die Gesundheit deines Kindes.

Medien Detox

Es ist kaum möglich, als Schwangere den Laptop anzuwerfen oder das Smartphone zu benutzen, ohne mit Werbung für Schwangerschaftsprodukte oder Babyartikel bombardiert zu werden. Die Mediennutzung dann in Sachen Internet etwas herunterzuschrauben, tut dir sicher gut. Erstens musst du nicht jede Sekunde daran erinnert werden, was du angeblich noch alles brauchst und zweitens werden innerhalb der Medien auch angstschürende Artikel veröffentlicht, die dich eventuell in deiner Situation viel mehr verunsichern würden, als sie es eigentlich müssten. Während der Schwangerschaft darfst du üben, bei dir selbst anzukommen und auf dein Gefühl zu hören, was eine überhöhte Mediennutzung einfach nicht zulässt. Werbung funktioniert nicht dadurch, dass es dir gut geht und du dich wohlfühlst, sondern dadurch, dass du meinst, Mangel zu leiden, der ausgeglichen werden muss. Schalte öfter mal ab und bleib bei dir.

Schwaeche zugeben

Du bist mit Sicherheit eine starke und unabhängige Frau. Doch diese innere Stärke und das Wissen, das Leben auch allein ganz gut gewuppt zu bekommen, kann manchmal dazu führen, dass wir uns nicht eingestehen wollen, wenn es zu viel wird. Du bist schwanger – du hast jedes Recht dazu, dir Hilfe zu holen. Dabei ist es egal, ob du deinen Partner darum bittest, ein Regal aufzubauen, die Nachbarin bittest, dir vom Einkaufen ein paar Lebensmittel mitzubringen oder ob du deine Freundin danach fragst, ob sie mit dir einen Mädelsabend macht, um deinen Einsamkeitsgefühlen entgegenzuwirken. Schwäche zuzugeben ist eine Stärke, sei dir dessen bewusst. Nie wieder wirst du so liebevoll umsorgt und begleitet werden, wie jetzt wo du schwanger bist. Die Menschen helfen gern, sie wollen dir beistehen, dich unterstützen – genieße es und lasse diese Unterstützung zu. Wenn du von Übelkeit und Brechreiz gezeichnet auf dem Sofa liegst, dann musst du dich nicht in die nächste Drogerie schleppen – das soll bitte jemand für dich erledigen.

Pflege dich

Liebevoll mit dem eigenen (aktuell sich stark verändernden) Körper umzugehen, ist eine der besten Methoden, um dir selbst etwas Gutes zu tun. Lege dich in die Badewanne, wenn dir danach ist. Umgebe dich mit Düften, die dir gefallen. Verwöhne deine Haut mit hochwertigen Ölen, das hilft übrigens auch dabei, Dehnungsstreifen Einhalt zu gebieten. Gehe zum Friseur, mache Gesichtsmasken, vielleicht magst du auch zur Maniküre gehen. Tue, was immer dich dazu bringt, dich in deiner Haut wohlzufühlen. Nimm dir Zeit für dich, das nährt dich von innen und macht außerdem Freude. Ja, du nimmst aktuell zu, deine Körperformen verändern sich, vielleicht spielt auch dein Hautbild verrückt – gerade jetzt solltest du gut mit dir selbst umgehen.

AUS DER RUBRIK
Gut zu wissen Teil 1

Sicher sprichst du mit vielen Frauen, die bereits schwanger waren, und die die Erfahrungen, die du aktuell machst, bereits hinter sich haben. Austausch unter Frauen ist ein wunderbares Mittel, um Hintergrundwissen zur Schwangerschaft zu bekommen und sich gegenseitig zu bestärken. Trotzdem kann es ganz erfrischend sein, die ein oder andere Information zusätzlich zu bekommen. Denn seien wir mal ehrlich: jede Frau hat ihre Geheimnisse, über die sie sich lieber ausschweigt. Das müssen wir hier nicht, also los:

- **Verstopfung** und **Blähungen** sind Zeichen dafür, dass dein Körper tut, was er tun soll – er arbeitet. Natürlich sind diese beiden Symptome alles andere als angenehm und vornehm, aber hey – du bist schwanger. Sollte aufgrund der erhöhten Muskelspannung tatsächlich deine Darmtätigkeit ins Stocken kommen, kannst du für Erleichterung sorgen, indem du zum Beispiel Lein- oder Flohsamen in deinen Speiseplan einbaust, denn die regen deine Verdauung an. Auch das Essen von Feigen und Zwetschgen sorgt dafür, dass du wieder schmerzfrei zur Toilette gehen kannst. Außerdem solltest du ausreichend viel Wasser trinken und dich täglich bewegen.

Auch das Gegenteil von Verstopfung kann dich heimsuchen, wenn du schwanger bist: der allseits beliebte **Durchfall**. Möglich, dass dir dieser widerfährt, weil du dir einen Virus eingefangen hast, wahrscheinlicher ist aber vor allem in den ersten Schwangerschaftswochen, dass dein Darmtrakt hormonbedingt verrückt spielt. Auch seelisches Ungleichgewicht, zum Beispiel wenn du dich angespannt, gestresst oder angsterfüllt fühlst, kann dafür sorgen, dass du länger und häufiger als gewöhnlich aufs Klo rennen musst. Wichtig ist in erster Linie, dass du jetzt genügend Wasser trinkst und möglichst Gemüsebrühe zu dir nimmst, um deinen Salzspeicher aufzufüllen. Schone dich, lege dich ins Bett und gehe gut mit dir um – dann bist du bald wieder die Alte.

Juckreiz an allen möglichen Stellen des Körpers ist während einer Schwangerschaft keine Seltenheit. Solltest du auch ständig das Gefühl haben, dich überall kratzen zu müssen, besorge dir eine reichhalte Lotion und creme dich täglich damit ein. Verzichte darauf, häufiger als gewöhnlich zu duschen und seifenhaltige Kosmetikartikel zu benutzen, denn beides trocknet deine Haut nur immer mehr aus.

Krampfadern – auch so etwas, das kein Mensch freiwillig hat. Durch die Veränderung in deinem Körper, und wenn du erblich vorbelastet bist, kann es aber gut sein, dass sich die unschönen und mitunter schmerzhaften dunklen

Linien bilden. Um dem Ganzen etwas vorzubeugen, solltest du immer wieder die Beine hochlegen, dich ausreichend bewegen, Stützstrümpfe tragen und venenanregende Übungen machen. Dazu legst du dich auf den Rücken, streckst beide Beine in die Luft und ziehst die Zehenspitzen recht flott abwechselnd zu dir heran und streckst sie nach oben aus. Wenn der rechte Fuß gestreckt ist, schauen die Zehen des linken Fußes dich an – das ist die sogenannte Venenpumpe. Jeden Tag ein paar Minuten üben und du tust deinen Venen etwas Gutes.

Schlaflosigkeit ist eins der Hauptprobleme, mit denen Schwangere sich konfrontiert sehen. Natürlich gehen einem hunderte Gedanken durch den Kopf, alles Mögliche muss organisiert werden, das ganze Leben verändert sich. Außerdem können körperliche Symptome, wie zum Beispiel Sodbrennen, dafür sorgen, dass an Schlaf nicht zu denken ist. Solltest du davon auch betroffen sein, dann gönne dir abends ein warmes Vollbad, bevor du ins Bett gehst. Auch wohlriechende Fußbäder oder beruhigende Tees können Wunder wirken und dich entspannen. Nützlich und äußerst hilfreich, auch für dein Leben nach der Schwangerschaft, ist das Erlernen von Entspannungsmethoden wie MBSR. Übe dich darin (Anleitungen findest du zuhauf im Internet) und sorge so dafür, dass du deinen wohlverdienten Schlaf bekommst.

Geht es dir auch so, dass du in einem Moment himmelhochjauchzend und im nächsten Augenblick zu Tode betrübt bist? **Stimmungsschwankungen** sind während der Schwangerschaft nicht nur für dein Umfeld, sondern auch für dich selbst ziemlich nervig. Aber was soll ich sagen?! Sie gehören dazu. Ich lade dich ein, dich mit deinen Hochs und Tiefs anzufreunden, statt dich mit dir selbst in einen inneren Konflikt zu begeben. Mache dir bewusst, was sich in deinem Leben gerade alles ändert, mit welchen Ängsten und Überlegungen du konfrontiert bist. Es ist völlig normal, dass die Laune in einer solchen

Situation nicht immer konstant ist. Und falls du mal wieder den großen Heuler bekommst, rufe eine Freundin an, sprich dir alles von der Seele, gehe ein Eis essen oder draußen spazieren – kurzum: tue Dir Gutes.

Ach ja, was auch zu so manchem Mist-Gefühl führen kann, ist ein rotgepunktetes Gesicht, das einen morgens im Spiegel anschaut. Sehr viele Schwangere haben **Hautprobleme** und - wie meistens - sind auch hier die Hormone schuld. Leider bedeutet diese Tatsache, dass du nicht sonderlich viel gegen Pickel und Co. unternehmen kannst, doch sie werden irgendwann von selbst wieder verschwinden. Ganz ohnmächtig stehst du dem unschönen Phänomen dennoch nicht gegenüber, da du dir mit einer sanften Pflege Linderung verschaffen kannst. Mache alle paar Tage eine Gesichtsmaske mit Heilerde, benutze möglichst natürliche Kosmetika und hänge dein Antlitz einmal pro Woche über ein Dampfbad aus Kamillen- oder Salbeitee.

ZWEITER TEIL:

die Geburt

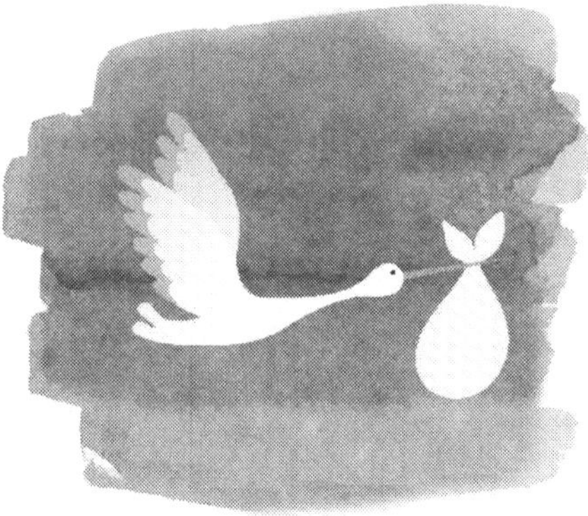

WO SOLL DEIN KIND DAS LICHT DER WELT ERBLICKEN?

Ich habe bereits erwähnt, dass es heutzutage verschiedene Varianten der Geburt gibt. Die Art und der Ort, wie und wo du dein Kind zur Welt bringen möchtest, hängt von deinen Prioritäten ab, die sich von denen anderer Mütter sehr unterscheiden können. Auch wenn aktuell rund 90% der Mütter ihre Babys im Krankenhaus gebären, kannst du es anders machen. Es geht immer darum, dass du dich während der Geburt sicher fühlst und dass gut für dich und dein Kind gesorgt wird. Sich über alle Optionen ausreichend zu informieren, hilft dir dabei, eine authentische Entscheidung treffen zu können. Schauen wir uns doch mal an, was die Klinik, das Geburtshaus und die Hausgeburt voneinander unterscheidet.

Das Krankenhaus

Für die Geburt in einem Krankenhaus solltest du dich dann entscheiden, denn es dir wichtig ist, danach noch für einige Tage betreut werden zu können. Wenn du in einer Klinik gebärst, hast du die Möglichkeit, im Nachhinein drei bis vier Tage vom Klinikpersonal beobachtet und unterstützt zu werden. Für viele Frauen ist dies von großem Wert, da sie sich im Krankenhaus sicherer fühlen als zuhause. Ein weiterer Grund für die Klinik kann sein, dass du große Ängste bezüglich der Geburt hast. Diesen kannst du natürlich während der Schwangerschaft begegnen, indem du viele Gespräche mit deiner Hebamme und anderen Menschen führst, denn sie können dir sicher so manche Furcht nehmen. Trotzdem: Wenn es für dich wichtig ist zu wissen, dass bei einem Notfall sofort ein Arzt in der Nähe ist, solltest du dein Baby in einem Krankenhaus zur Welt bringen. Und noch ein Grund ist entscheidend für viele Mütter: Während einer Krankenhausgeburt hast du die Möglichkeit, schmerzhemmende Mittel verabreicht zu bekommen, denn es ist immer ein Anästhesist vor Ort.

Doch es gibt auch einige Aspekte, die dir vielleicht nicht passen: Während der Geburt in einem Krankenhaus ist die Chance ziemlich groß, dass das Personal aus Gründen des Schichtdienstes wechselt. Es kann also sein, dass die Hebamme, die die ersten Stunden bei dir ist, plötzlich geht und eine andere Frau hereinkommt. Dasselbe gilt für den Arzt oder die Ärztin. Manche Frauen können oder wollen damit nicht umgehen müssen, weil ihnen ein vertrauensvoller und bekannter menschlicher Kontakt überaus wichtig ist. Des Weiteren sollte dir bewusst sein, dass meist mehrere Geburten gleichzeitig stattfinden, sodass das Personal nicht ständig in deiner Nähe sein kann.

Eine weitere Entscheidungshilfe kann sein, dass du dich darüber informierst, ob in „deinem" Krankenhaus sogenanntes Rooming-in möglich ist. Die meisten Kliniken bieten dabei an, dass das Kind 24 Stunden am Tag in demselben Zimmer ist wie die Mutter. Manche Kliniken stellen auch nachts eine räumliche Trennung zur Verfügung, damit die Mutter ohne Störungen schlafen kann. Ob du das möchtest oder nicht, darfst du allein entscheiden. Informiere dich auch darüber, ob die

Möglichkeit besteht, dass der frischgebackene Papa bei euch im Zimmer übernachten kann, wenn dies etwas ist, das euch wichtig ist.

Krankenhäuser sind aber auch selbst ziemlich unterschiedlich. So gibt es Kliniken, die eine Gebärstation anbieten, die an das restliche (Kreis-)Krankenhaus angeschlossen ist. Andere Häuser sind reine Geburtskliniken. Wenn zu einem Krankenhaus auch eine Kinder- und Intensivstation gehören, so spricht man von einem Perinatalzentrum. Eine solche Klinik ist besonders dann geboten, wenn du weißt, dass du eine komplizierte Geburt oder ein eventuell nicht ganz gesundes Baby bekommen wirst.

Manche Situationen erlauben es der Mutter nicht, woanders zu gebären als in einer Klinik. Bei Mehrlingsgeburten, chronischen Krankheiten, Beckenend- oder Querlage, Frühgeburt oder frühzeitigen Wehen stellt sich die Frage gar nicht, ob du die Geburt deines Kindes in einem anderen Rahmen erleben möchtest. In diesen Fällen ist es notwendig, die erforderliche medizinische Versorgung garantieren zu können und das funktioniert eben nur in einem Krankenhaus.

Geburtshaus

In einem Geburtshaus arbeiten ausschließlich Hebammen, keine Ärzte. Sollten du und dein Kind über die gesamten 40 Schwangerschaftswochen gesund und stabil sein, kannst du dich dafür entscheiden, in einem Geburtshaus zu gebären. Die Hebamme, die dich während der Schwangerschaft begleitet, wird dich regelmäßig darüber auf dem Laufenden halten, ob dein Wunsch realisiert werden kann oder ob sich Situationen ereignen, die dem entgegensprechen könnten.

Wenn du von einer Hebamme eines Geburtshauses begleitet wirst, wirst du eine natürliche Geburt erleben, denn Kaiserschnitt oder Ähnliches gibt es hier nicht. Übrigens auch keine schmerzlindernde PDA. In Geburtshäusern wird mit Akupunktur, Homöopathie, Aromatherapie und Naturheilkunde gearbeitet, sodass dieses besondere Ereignis sehr naturverbunden und bodenständig vonstattengehen kann. Der gesamte Ablauf findet in einem kleinen, ruhigen und gemütlichen Rahmen statt. Frauen, denen es wichtig ist, zu ihrer geburtsbegleitenden Hebamme ein besonderes

Vertrauensverhältnis zu haben, sind in einem Geburtshaus gut bedient, denn die Beziehung besteht zu diesem Zeitpunkt dann bereits über viele Monate. Zur Geburt in einem Geburtshaus wird immer auch eine zweite Hebamme hinzugeholt, die du aber im Vorfeld kennenlernen wirst. Ein weiterer Vorteil ist für viele Frauen, dass sie sich wesentlich besser dieser einschneidenden Erfahrung hingeben können, wenn sie keine Angst haben müssen, dass im Außen Stresssituationen auftauchen.

Tendenziell haben Geburtshäuser den Ruf, dass hier die Geburt entspannter, privater und heimeliger vonstatten geht, als in einer Klinik – dies muss allerdings nicht immer der Fall sein, denn auch Kliniken haben nachgerüstet und bieten mittlerweile „gemütlich" gestaltete Kreißsäle und teilweise sogar Badewannen für Wassergeburten oder zur Entspannung unter den Wehen an.
Wer ein gesteigertes medizinisches Sicherheitsbedürfnis hat, ist im Geburtshaus aber an der falschen Adresse. Denn trotz aller Vorsicht kann es selbstverständlich in

den letzten Minuten vor oder in den ersten Minuten nach der Geburt zu Komplikationen kommen, und man muss in einer solchen Situation zuerst einmal in die nächste Klinik fahren. Wer sein Baby im Geburtshaus zur Welt bringt, wird ungefähr drei bis vier Stunden danach wieder auf dem Heimweg sein, ähnlich wie bei einer ambulanten Geburt im Krankenhaus. Die Hebamme wird am Tag danach zu dem neuen Erdenbürger nachhause kommen, um ihn zu untersuchen. Dasselbe wird auch euer Kinderarzt machen, wenn ihr nach der Geburt gleich wieder nachhause fahrt – von wo auch immer.

Ein wichtiger Punkt sollte noch genannt werden: Die Geburt im Geburtshaus müsst ihr aus eigener Tasche finanzieren, denn die meisten Krankenkassen übernehmen von den anfallenden Kosten nichts oder nur einen geringen Anteil. Rechne hier im Vorfeld grob mit 500 Euro, frage deine Hebamme aber nach den genauen Kosten. Ein Grund für den hohen finanziellen Aufwand ist unter anderem, dass die Versicherungen für freischaffende Hebammen in den vergangenen Jahren explodiert sind. Sie müssen sich mit wahnsinnigen Summen versichern, wenn sie Geburten begleiten wollen. Nicht wenige Praxen und Geburtshäuser haben aufgrund dieser Entwicklung in den letzten Jahren dichtgemacht. Ein weiterer Grund für den Preis ist die Rufbereitschaft, in der sich die Hebamme befinden muss, wenn der Zeitpunkt der errechneten Geburt näher rückt. Im Krankenhaus läuft der Schichtdienst, deshalb kommen hier keine Kosten für die Allzeit-Bereit-Hebamme auf.

Falls du dich für eine Geburtshausgeburt entscheidest, gehe trotzdem einige Tage vor dem Geburtstermin in das nächste Krankenhaus, um deine Daten dort zu hinterlegen. Falls du nämlich aufgrund eines Notfalls oder einer unguten Entwicklung doch in die Klinik musst, hat das Personal dort schon einige Kenntnisse über dich, was den Ablauf einer etwaigen Unwägbarkeit sehr erleichtern wird.

Hausgeburt

Was früher zur absoluten Normalität gehörte, ist mit der medizinischen und technischen Entwicklung beinah in Vergessenheit geraten: die Hausgeburt. Und auch wenn es im Durchschnitt nicht viele Frauen sind, so entscheiden sich doch auch heute noch werdende Mütter dafür, ihr Kind in den eigenen vier Wänden zur Welt zu bringen. Die Voraussetzungen dafür sind dieselben wie bei einer Geburtshausgeburt: Mutter und Kind müssen tipptopp gesund sein, es darf keine Komplikationen oder Krankheiten im Vorfeld gegeben haben.

Die Gründe, sich für eine Hausgeburt zu entscheiden, sind ähnlich wie oben beschrieben. Frauen, die sich eine entspannte, natürliche, private und ruhige Atmosphäre wünschen, bleiben zur Geburt am liebsten daheim. Für Eltern, die bereits Kinder haben, kommt noch hinzu, dass eine Hausgeburt einen sehr geringen Organisationsaufwand mit sich bringt, was im Familienalltag sehr erleichternd sein kann.

Der einzige Unterschied zur Geburtshausgeburt besteht darin, dass du bei einer Hausgeburt zuhause bleibst und

die Hebamme sich auf den Weg zu dir macht – nicht umgekehrt. Ob du das möchtest, entscheidest du mit deinem Partner ganz individuell. Habt ihr daheim einen Raum, der Platz bietet, ein Kind zu gebären? Hast du vielleicht auch eine Badewanne, die dir die Geburt erleichtern kann? Falls es mal lauter wird: stört das die Nachbarn oder empfindest du Scham, sollten sie dich hören? Übernimmst du gerne die Vorbereitungen für die Geburt? Stelle dir Fragen wie diese, um herauszufinden, ob eine Hausgeburt das Richtige für dich ist.
Doch, Moment mal: die Vorbereitungen übernehmen? Nun ja, wenn du dein Kind zuhause zur Welt bringst, musst du auch im Vorfeld dafür sorgen, dass alles da ist, was ihr brauchen werdet. Handtücher, Bettlaken, Waschschüssel, Wärmflasche, Duftöle usw. – also alles, was dir im Geburtshaus zur Verfügung gestellt wird, wird zu eurem eigenen Job, wenn du daheim gebären möchtest. Das Aufräumen danach übrigens auch (was dich zwar ziemlich sicher gar nichts mehr angehen wird, dein Partner aber wissen sollte).
Wichtig zu bedenken ist auch bei einer anvisierten Hausgeburt, sich ein paar Tage vor dem errechneten

Termin im nächstgelegenen Krankenhaus zu melden, falls die gebärende Mutter notfallmäßig doch eingeliefert werden muss. Es ist sinnvoll, die eigenen Daten zur Sicherheit dann bereits in der Klinik hinterlegt zu haben.

SPEZIELLE GEBURT MIT HYPNOBIRTHING

Hast du bereits von den unterschiedlichen alternativen Gebärmethoden gehört? Dazu gehört unter anderem das sogenannte Hypnobirthing, das derzeit immer wieder in den Medien vertreten ist und viele Frauen – begreiflicherweise - fasziniert. Lass uns diese Form des Geburtsablaufs einmal genauer beleuchten, denn vielleicht wäre das auch etwas für dich?!

Was das Hypnobirthing so interessant macht, ist sicherlich das damit einhergehende Versprechen, eine weitgehend schmerzfreie Geburt erleben zu dürfen. Woher dieses Versprechen rührt? Viele Frauen haben bisher mit dieser Methode ihre Kinder auf die Welt gebracht und sind begeistert davon, wie diese besonderen Geburten sich von vorangegangenen unterscheiden. Die Uni Tübingen und das Westfälische Institut für Hypnose und Hypnosetherapie haben diese subjektiven Aussagen übrigens auch mittels einer Studie untersucht. Dazu überprüften sie, ob sich zwischen Frauen, die ohne Hypnose, und Frauen, die mit Hypnose gebaren, Unterschiede in der Länge der Geburten zeigten. Und tatsächlich: Die „normalen" Geburten dauerten im Schnitt zwei Stunden länger als die Hypnobirthing-Geburten. Ein weiterer Unterschied der beiden Kontrollgruppen fand sich in den Aussagen der Mütter. Die Frauen, die mithilfe von Selbsthypnose ihre Kinder zur Welt brachten, gaben zu 50% an, sehr starke Schmerzen gehabt zu haben. Bei den Frauen, die keine Hypnose nutzten, waren es weit mehr: nämlich 80%. Das klingt alles ziemlich eindeutig und ist, wenn man sich das Hypnobirthing genauer anschaut, auch absolut nachvollziehbar.

Was uns Menschen generell Schmerzen bereitet, und diese Erkenntnis wird nicht nur in der Gynäkologie genutzt, ist im Grunde körperliche Anspannung. Schmerz empfinden wir, wenn wir uns verspannen, wenn das Blut nicht mehr ausreichend gut zirkulieren kann, wenn die Muskeln hart werden und wir im Kampfmodus sind. Wehen sind nichts anderes als Kontraktionen der Gebärmuttermuskulatur, und je mehr eine Frau während der Geburt in Angst und Spannung ist, desto stärker wird sie ihre Schmerzen empfinden. Klingt das logisch für dich? Absolut, oder?! Wer es also schafft, nicht in die Angst zu gehen, nicht aus Angst vor der nächsten Wehe alles anzuspannen, der kann wesentlich entspannter gebären. Und damit sind wir schon mittendrin in der Funktionsweise des Hypnobirthings.

Fangen wir von vorne an und versuchen zu verstehen, wie Selbsthypnose während einer Geburt wirkt. Marie F. Mongan, eine der bekanntesten Hypnose-Therapeutinnen Amerikas, hat bereits in den 1980er Jahren das sogenannte Hypnobirthing entwickelt. Sie, und übrigens auch viele andere Mediziner und Therapeuten, wussten, dass Frauen während der Geburt automatisch in einen Trancezustand abgleiten. Eine gebärende Frau hat kein Zeitgefühl mehr, ihre Sinne sind vollkommen auf die Vorgänge ihres Körpers fokussiert und sie nimmt im Außen nur noch wenig war. Diesen Zustand, jedoch ganz ohne Schmerzen, kennen wir so ähnlich auch aus dem normalen Alltag: beim Einschlafen, oder wenn wir in ein gutes Buch versunken sind, auch wenn wir meditierend oder tanzend alles um uns herum vergessen, wird die Wahrnehmung sehr fein, sehr fokussiert und konzentriert, im Grunde sind wir etwas entrückt von der Welt. Diesen Trancezustand kann man tatsächlich üben. Es ist möglich, mit etwas Übung dafür zu sorgen, sich selbst in diesen Zustand zu versetzen – bewusst und willentlich. Wer das schafft, kann laut Hypnosetherapeuten die Geburt als etwas Schönes erleben, etwas (nahezu) Schmerzfreies.

Um das zu schaffen, wenn dann der *point of no return* gekommen ist, sollte man einige Wochen vorher anfangen zu üben. Wer sich in die Welt des Hypnobirthings begeben möchte, muss sich nur einen Kurs suchen. Ein Hypnobirthing-Kurs besteht aus mehreren Kursstunden, die in der Gruppe vollzogen werden. Zusätzlich muss regelmäßig zuhause geübt werden, am besten jeden Tag. Wichtig ist, dass du die im Kurs vermittelten Inhalte, also das Visualisieren und das Fokussieren, tief in deinem Unterbewusstsein verankerst. Mittlerweile gibt es zahlreiche Hypnosetherapeuten und -therapeutinnen, die die Kunst des Hypnobirthings lehren. Die Krankenkassen übernehmen die Kosten für einen derartigen Kurs leider nicht. Du kannst in etwa damit rechnen, zwischen 300 und 500 Euro dafür bezahlen zu müssen. Schau dich in deiner Umgebung um und frage auch deine Hebamme, ob sie dir vielleicht passende Kontakte vermitteln kann, wenn dies für dich interessant ist.

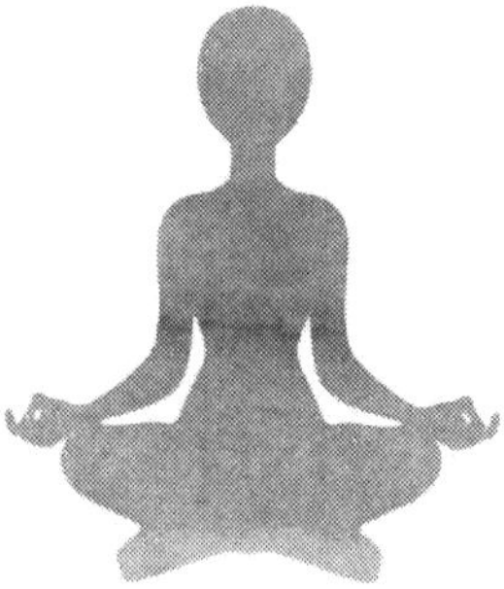

GEBURTSPLAN

Mensch plant, Gott lacht – schon klar. Und trotzdem gibt es uns immer wieder ein Gefühl der Sicherheit, wenn wir uns einen wie auch immer gearteten Plan machen können. So verhält es sich auch mit der Geburt. Denn eins ist klar: wenn du dich im Geburtsvorgang befindest, ist es zu spät, sich gedanklich um irgendwelche Äußerlichkeiten zu kümmern und diese auch noch sachlich zur Sprache zu bringen. Natürlich wird dein Partner wissen, was dir rund um die Geburt und die ersten Minuten danach wichtig ist, doch manchmal gibt es auch Situationen, in denen er vielleicht nicht weiß, was du gerade wollen würdest, könntest du klar denken.

Wer sein Kind im Geburtshaus oder zuhause zur Welt bringt, hat in der Regel in den Wochen zuvor so viel engen Kontakt mit der begleitenden Hebamme, dass ein Geburtsplan unwichtig wird. Die Hebamme weiß dann ziemlich genau, was du willst und was nicht, was dir wichtig ist und was du kategorisch ablehnst. Doch auch hier kann es dazu kommen, dass du notfallmäßig in ein

Krankenhaus gebracht werden musst, wo dich Ärzte und Hebammen in Empfang nehmen, die dich eben so überhaupt nicht kennen. Sie werden mit Sicherheit ihr Bestes geben und dich und dein Baby nach bestem Wissen und Gewissen behandeln, doch wenn du einen Geburtsplan dabeihast, werden eventuelle Fragen des Personals dadurch beantwortet – und nicht dadurch, dass du dich äußern oder dir spontan Gedanken machen musst. Ein Geburtsplan gibt dir also tatsächlich ein Stück Sicherheit und du weißt, dass du dich voll auf die Geburt konzentrieren kannst.

Bei allen Freiheiten, die wir heutzutage genießen, kann es natürlich immer vorkommen, dass deinen aufgeschriebenen Wünschen nicht entsprochen werden kann. Je nachdem, in welchem Gesundheitszustand du oder dein Baby euch befindet, können eventuelle Vorlieben nicht berücksichtigt werden. Außerdem hat jede Klinik auch ihre ganz eigenen Vorgaben und Regeln, sodass so mancher Wunsch nicht umgesetzt werden kann. Der Geburtsplan ist also kein Gesetzbuch, an das sich alle anderen in jedem Fall halten werden, er dient jedoch den Menschen, die dich begleiten, als

Orientierung und hilft ihnen, dich bestmöglich zu unterstützen.

Um einen Geburtsplan überhaupt erstellen zu können, solltest du dich im Vorfeld in deiner Klinik oder deinem Geburtshaus informieren, welche Angebote dir für die Geburt und die Erstversorgung des Babys gemacht werden. Einige Dinge übernehmen die Krankenkassen, manche muss man selbst bezahlen, wenn man sie in Anspruch nehmen will. Frage einfach genauer nach, wenn dir etwas unklar ist. Ausgestattet mit diesen Informationen kannst du dich dann daranmachen, den Plan zu formulieren, der deine Wünsche und Entscheidungen für die bevorstehende Geburt beinhaltet – immer vorausgesetzt, medizinisch ist nichts dagegen einzuwenden.

Doch was genau sollte in einen solchen Plan aufgenommen werden? Nimm dir am besten vier Blatt Papier und fange auf der ersten Seite mit den eher einfachen Sachen an:

- Dein **Name**
- Name des **Geburtsbegleiters**
- Der errechnete **Entbindungstermin**
- Kontaktdaten deiner **Hebamme**
- Kontaktdaten deines/deiner behandelnden **Gynäkologen/in**
- Gewünschter **Geburtsort** mit Adresse
- Eventuelle, wichtige **Vorerkrankungen** oder Schwierigkeiten, die für das Personal wichtig sind

Dann kommst du zur zweiten Seite und gehst darauf ein, welche Wünsche du bezüglich der Wehenphase hast, was dir hier wichtig ist (da können selbstverständlich noch ganz andere Dinge, als die von mir vorgeschlagenen integriert werden, ich biete nur einen Anhaltspunkt):

- Stimmst du einer **künstlichen Einleitung** der Geburt zu, sollte sie erforderlich sein?
- Welche **Gebärpositionen** möchtest du ausprobieren, in welcher Position fühlst du dich wohl?

- Möchtest du vielleicht in einer **Badewanne** liegen?
- Welche **Duftöle** magst du?
- Solltest du eine spezielle **Gebärmethode** anwenden, wie zum Beispiel das Hypnobirthing, dann schreibe es hier auf
- Möchtest du eine **PDA** bekommen, um die Wehenschmerzen zu lindern?
- Solltest du zu wenig Wasser zu dir nehmen, möchtest du **trinken** oder eher eine Infusion bekommen?
- In welchem (**Verwandschafts**)-**Verhältnis** stehst du zu der dich begleitenden Person?

Nun ist Blatt Nummer drei dran und du notierst hier, was du für die Geburt wünschst:

- Ziehst du es vor, einen **Dammschnitt** machen zu lassen, wenn die Gefahr eines Dammrisses besteht?
- Kommt die Person, die dich begleitet, mit in den **Kreißsaal**?

- Sollte ein **Kaiserschnitt** nötig sein, welche Art der **Narkose** möchtest du bekommen?
- Sollte ein **Kaiserschnitt** nötig sein, möchtest du, dass ein **Spiegel** aufgestellt wird, in dem du die Geburt beobachten kannst?
- Sollte ein **Kaiserschnitt** nötig sein, wer soll das Kind als erstes in den **Armen** halten?

Schlussendlich formulierst du auf dem letzten Blatt, was dir wichtig ist, wenn dein Baby gerade das Licht der Welt erblickt hat:

- Möchtest du über jede **Untersuchung** des Babys informiert werden?
- Gibt es Behandlungen oder Untersuchungen, die du **ablehnst**?
- Möchtest du dein Kind **stillen**?
- Wer soll die **Nabelschnur** durchtrennen?
- Hast du besondere Wünsche, was den Umgang mit deiner **Plazenta** angeht?
- Soll das Baby gleich nach der Geburt **gebadet** werden?

- Möchtest du, dass dein Kind bei dir bleibt oder soll es zeitweise auf die **Säuglingsstation** gebracht werden?

Und fertig ist er: dein Geburtsplan, von dem ich dir wünsche, dass er unkompliziert eingehalten werden kann.

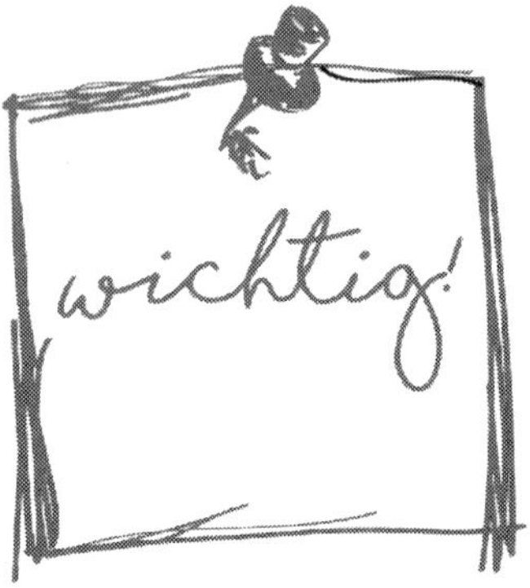

DIE ROLLE DES VATERS

Weißt du, dass es früher völlig normal war, dass die Väter bei der Geburt ihrer Sprösslinge nicht anwesend waren? Dass sie am Tag danach im Krankenhaus vorbeigekommen sind, um den neuen Erdenbürger und die Mutter zu besuchen, und danach wieder nach Hause gefahren sind?

Heute ist es ein bisschen anders – zumindest, was den Durchschnitt der deutschen Familien angeht. Die heutige Vätergeneration will in aller Regel (rund 90%) dabei sein, wenn das Kind das Licht der Welt erblickt. Da Väter bei der Geburt ihrer Kinder eine weitaus größere Wichtigkeit haben, als nur der Wasserhalter zu sein, ist diese Entwicklung schön zu beobachten.

Doch es gibt auch Männer, die sich dieser Situation nicht gewachsen fühlen, die lieber jemand anderen an der Seite der Frau wissen, wenn die Geburt losgeht. Wie auch immer dein Partner zur Geburtsbegleitung steht, redet offen über alle Gefühle, Gedanken, über Ängste und Sorgen. Sprecht an, was ihr befürchtet, versucht, euch für alle Fragen Antworten zu holen. Männer, die sich gut informiert fühlen und wissen, was *ihr* Job ist, wenn ihre Partnerin ein Kind gebärt, können deutlich entspannter in diese Situation gehen, als wenn sie völlig unwissend ins kalte Wasser springen. Neben den gängigen Geburtsvorbereitungskursen gibt es immer wieder auch reine Männerabende, die zum Beispiel von Gynäkologen angeboten werden. Dort können Männer untereinander und offen sprechen, sie können Fragen zu Schwangerschaft und Geburt stellen und müssen nicht das Gefühl haben, als Einziger im Raum nicht genau Bescheid zu wissen. Vielleicht gibt es solche Angebote auch in eurer Umgebung und vielleicht wäre ein solcher Infoabend hilfreich für deinen Partner?

Im Grunde muss dein Partner während der Geburt ja gar nichts machen. Außer: da sein. Männern wird bei der Geburt ihrer Kinder keine besondere Aufgabe zuteil, es geht viel mehr darum, dass die meisten Frauen sich sicher und geborgen fühlen, wenn ihr Mann in diesen anstrengenden Stunden an ihrer Seite ist. Da wird der

Kopf gestreichelt, die Hand gehalten, ein Glas Wasser gebracht, vielleicht auch mal eine kleine Massage ausprobiert – Nähe eben. Darum geht's. Was simpel klingt, ist für die Herren der Schöpfung oft sehr unangenehm. Nichts „tun" zu können, aushalten zu müssen, wie es der Partnerin gerade geht, beruhigen, atmen und da sein ist für viele Männer überfordernd. Sie sind in diesen Disziplinen erstens nicht geübt, zweitens ist auch für sie eine Geburt ein spannendes und aufregendes Erlebnis – da schwirrt schon mal der Kopf und die Nerven drohen zu zerreißen.

Aktiver werden die Aufgaben des Vaters dann, wenn ein Notkaiserschnitt durchgeführt werden muss. Eine solche Situation ist nicht das, was man sich als Eltern unter einer schönen Geburt vorstellt, doch manchmal geht es nicht anders. Sollte euer Kind per Kaiserschnitt zur Welt kommen und du noch narkotisiert sein, ist es dein Partner, der das Kind sofort auf die nackte Brust legen und es in der Welt willkommen heißen wird. Hier wird eine enge und unerschütterliche Bindung aufgebaut, die ersten Eindrücke des Neugeborenen werden mit der

Haut, dem Geruch und der Stimme des Vaters verknüpft.

Ich sage ja: es geht um viel mehr, als nur dabei zu sein.

VOM ERLEICHTERN DER GEBURT

Vom Hypnobirthing haben wir bereits gesprochen, doch es gibt auch noch einige weitere Möglichkeiten, die Geburt naturheilkundlich und unterstützend zu begleiten. Lass uns sehen, welche Optionen sich dir bieten, und was dir helfen kann, eine möglichst entspannte und natürliche Niederkunft zu erleben.

Akupunktur

Akupunktur kann dir nicht erst während des Geburtsvorgangs behilflich sein, sondern auch während der gesamten Schwangerschaft dabei helfen, Übelkeit oder andere unangenehme Begleiterscheinungen zu lindern. Frage dazu am besten deine Hebamme, denn womöglich hat sie mit der „Nadelheilkunde" Erfahrung und kann dich unterstützen. Doch nicht nur bei

Wehwehchen helfen die kleinen Stiche: Studien zufolge verringert sich die Dauer einer Niederkunft um bis zu zwei Stunden, wenn die Mutter in den Wochen zuvor mit Akupunktur behandelt wurde. Das sind gute Nachrichten, wie ich finde. Und nein, Akupunktur selbst tut dir nicht weh. Die sehr feinen Nadeln werden an bestimmte Körperpunkte gesetzt (je nachdem, zu welchem Zweck man sie benutzt) und dort einige Minuten belassen, bevor sie wieder entfernt werden. Wenn sie eine beruhigende Wirkung auf dich haben sollen, werden immer mal wieder gedreht, doch diese Feinheiten in der Anwendung wirst du mitbekommen, wenn du dich dazu entschließt, Akupunktur einsetzen zu wollen. Wie dem auch sei: Du spürst einen leichten Stich, aber das ist wirklich aushaltbar. Nach rund 20 Minuten ist eine Sitzung vorbei, es dauert also auch nicht lange. Du fragst dich jetzt sicher, ob die Kosten dafür von der Krankenkasse übernommen werden, richtig?! In aller Regel leider nicht. Da eine Behandlung aber nur ungefähr 20 Euro kostet, bewegt sich der finanzielle Aufwand absolut im Rahmen – vor allem, wenn du ihn in Relation zum Nutzen setzt, den du davon haben wirst.

Trotz allem rate ich immer: Frage bei deiner Versicherung nach, denn womöglich erstatten sie dir mindestens einen Teil der anfallenden Kosten.

Solltest du in einer Klinik gebären wollen, hast du auch hier gute Chancen, in den letzten Stunden vor der Geburt mit Akupunktur behandelt zu werden, denn rund die Hälfte aller Geburtskliniken bieten diese Methode an. Ob dein Krankenhaus das in der chinesischen Heilmethode geschulte Personal hat, erfährst du zum Beispiel an einem der vielen Infoabende, die überall und regelmäßig für werdende Eltern gegeben werden. Wichtig ist nur, dass du bereits im Vorfeld erlebt hast, wie die feinen Nadeln auf dein System wirken, denn nicht jeder Mensch reagiert in gleicher Weise. Experimente während der Geburt müssen nicht sein, oder?!
Akupunktur kann während des Geburtsvorgangs sowohl deine Wehentätigkeit anregen (sollte es „nicht voran gehen"), die Schmerzen lindern oder auch entspannend auf deine seelische Verfassung wirken. Auch wenn dein Baby auf sich warten lässt und der errechnete

Geburtstermin längst überfällig ist, kann mittels gezielter Nadelsetzung darauf hingearbeitet werden, dass der Sprössling sich endlich auf den Weg macht. Die Anwendungsmethoden sind also vielfältig und es ist nicht mit Nebenwirkungen zu rechnen. Ich kann dir absolut empfehlen, dich näher mit Akupunktur zu beschäftigen und möchte dich ermutigen, egal bei welchem Schwangerschaftsthema, Ärzte und Hebammen dazu zu befragen. Es gibt so viele Momente, in denen wir Menschen mit alternativen Heilmethoden wunderbare Erleichterungen und Hilfen bekommen können. Wir müssen nicht immer gleich zu Tabletten oder Spritzen greifen. Glücklicherweise ist die Kunst der Akupunktur mittlerweile in Deutschland sehr verbreitet und insbesondere in der Gynäkologie als hilfreich anerkannt.

Gebaerpositionen

Du weißt natürlich, dass es verschiedene Positionen gibt, in denen du dein Baby gebären kannst. Trotzdem ist es nicht immer ganz einfach, selbst die individuell beste Gebärposition zu finden, besonders wenn du zum ersten Mal Mama wirst. Da ist es doch sehr hilfreich, hier auf die Hebamme zu hören und ihr zu vertrauen – die Damen haben Erfahrung und sehen oft mit ihrem geschulten Blick, was dir in welchem Stadium der Geburt am ehesten helfen kann. In einem Moment kann es absolut richtig sein, auf dem Rücken zu liegen, im nächsten wird eine Drehung dazu führen, dass die Fruchtblase endlich platzt – Geburten sind so unterschiedlich wie wir Frauen. Ich rate dir, immer auch auf deine Intuition zu hören, denn dein Körper weiß oft ziemlich genau, was jetzt gerade guttäte und wie du dich am wohlsten fühlst. Eine gute Beziehung zur Hebamme, ein vertrauensvolles Verhältnis zwischen euch beiden, ist also die beste Kombination: du spürst, was geht und was gar nicht geht, und sie kann dich professionell unterstützen.

Grundsätzlich sind aufrechte Positionen am besten, wenn du bereits starke Wehen verspürst. Aufrecht kannst du zum Beispiel sein, wenn du dich in ein von der Decke hängendes Tuch hängst. In den Pausen zwischen den Kontraktionen kannst du dann aufstehen und laufen, einige langsame Schritte tun, und damit den Geburtsverlauf weiter anregen. Frauen, die stundenlang herumliegen, hemmen mit dieser Bewegungslosigkeit die innere, körperliche Flexibilität. Statt dich in ein Tuch zu hängen, kannst du dich auch von deinem Partner stützen lassen und so in die Knie gehen, während dein Oberkörper aufrecht bleibt. Diese Gebärposition lässt sich übrigens auch gut üben, probiert euch einfach aus. Alternativ bieten sich Sprossenwände oder Stangen an, um sich „dranzuhängen". Halb aufrecht bist du, wenn du dich nach vorne beugst und so die Wehen erlebst. Fensterbänke oder Kommoden haben dazu die beste Höhe, dein Unterleib bleibt auch hier frei beweglich und du kannst mit dem Geburtsprozess „mitgehen".

Die sogenannte Steinschnittlage, in der du auf dem Rücken liegst, die Beine nach oben angewinkelt und in den Händen hast und den Kopf auf die Brust legst, ist wahrscheinlich die Gebärposition, die wir alle aus dem Fernsehen kennen. Und ja, sie wird oft auch in Krankenhäusern gern gesehen, einfach weil die Geburtshelfer hier den besten Eindruck der gegenwärtigen Situation bekommen können. Leider ist diese Stellung sowohl für dich als auch für dein Baby nicht die gesündeste und angenehmste. Wenn irgend möglich, sieh zu, dass du nicht auf diese Weise pressen und atmen musst. Der Wunsch, nicht so gebären zu müssen, wäre ein wichtiger Punkt für den Geburtsplan.

Wenn es dem Ende der Geburt zugeht, wirst du bemerken, dass du zunehmend in die Nähe des Bodens kommen möchtest. Folge diesem Impuls unbedingt, wenn er sich zeigt. Hierzu kannst du Hilfsmittel wie den Gebärhocker nutzen, der dir erstens Stabilität bietet und zweitens dafür sorgt, dass sich dein Becken weiten kann. Du gibst deinem Baby damit also mehr Raum, hilfst ihm, sich vorzuarbeiten. Sehr beliebt ist auch der Vierfüßlerstand, den du zum Beispiel mithilfe eines Gymnastikballs einnehmen kannst. Aber auch ganz ohne Unterstützung fühlen sich viele werdende Mütter

besonders wohl, wenn sie auf allen Vieren sein und ihr Becken so weiter frei bewegen können.
In allen Varianten, außer natürlich in der Rückenlage, kann dein Partner dich unterstützen, indem er deinen Lendenwirbelbereich leicht massiert. Viele Frauen verspüren während der Wehenphase starke Schmerzen im unteren Rücken, die sich oft lindern lassen, wenn dieser mit einem angenehm duftenden Öl sanft bearbeitet wird. Fühlt sich diese Berührung für dich aber ungut an, sag es unbedingt. Es gibt während einer Geburt keine allgemeingültigen Gesetze, die alle Frauen als wohltuend und hilfreich bewerten.

Aromatherapie als Unterstuetzung

Ich weiß nicht, wie es dir geht, aber ein Großteil der Frauen werden im Zuge ihrer Schwangerschaft äußerst geruchsempfindlich. Die Medizin geht davon aus, dass diese Veränderung mit der Umstellung der Hormone zusammenhängt. Klar ist jedoch, dass diese Empfind-

samkeit wieder einmal ein von der Natur äußerst klug eingerichteter Impuls ist, um Schwangere und ihre Kinder vor Schädlichem und Ungesundem zu bewahren. Zigarettenrauch, Parfüm, Alkohol, chemische Gerüche oder der Geruch rohen Fleisches sind allesamt mindestens ungesund für schwangere Frauen. Wenn der eigene Körper dies so klar signalisiert, gehen die meisten Mütter auf Abstand und sorgen so intuitiv gut für sich und ihr Baby. Ich weiß, dass ich mich wiederhole, aber es ist wirklich wichtig: Höre auf dein Gefühl! Wenn du irgendetwas „nicht mehr riechen" kannst, das du vorher vielleicht als angenehm empfunden hast (zum Beispiel den Geruch deines Deodorants oder Waschmittels), dann entferne diese Quellen für Übelkeit oder Unwohlsein aus deinem Umfeld. Dein Körper zeigt dir, dass ihm aus irgendeinem Grund dieses und jenes nicht guttut und du hilfst dir selbst, wenn du auf ihn hörst.
Und ja, es mag sein, dass sich Kollegen oder Freunde mitunter darüber lustig machen, dass du seit Neuestem ständig die Fenster öffnen willst, aber es geht hier darum, dass du für dich und das wachsende Wesen in dir Verantwortung übernimmst und dazu stehst, was du

empfindest. Völlig egal, ob Außenstehende deine Reaktionen nachvollziehen können oder nicht.

So, nun aber genug geschwatzt von „schlechten" Gerüchen, konzentrieren wir uns darauf, wie Düfte dir helfen können. Um herauszufinden, ob sie dich während der Schwangerschaft und auch beim Geburtsprozess unterstützen können, solltest du ein gutes Gespür dafür haben, was du magst und was nicht. Die meisten Hebammen kennen sich in der Aromatherapie gut aus und können dir mit gezielt eingesetzten Düften dabei helfen, die Geburt angenehmer zu erleben. Aber wie funktioniert das? Es ist ganz simpel: Die Aromen, die ätherische Öle verströmen, wirken über die Nasenschleimhäute auf das sogenannte limbische System, das im Gehirn verankert ist. Hier entstehen Empfindungen und Gefühle, und hier werden sie auch reguliert. Düfte können also ganz gezielt Einfluss auf deine psychische Verfassung nehmen. Des Weiteren wirken Düfte sich physiologisch aus, das heißt, sie können antivirale, schmerzlindernde oder auch

antibakterielle Eigenschaften haben. Und das ist kein Hokuspokus, es funktioniert wirklich.
Es gibt zwei Arten, wie du ätherische Öle und die damit einhergehenden Düfte in deinen Geburtsprozess einbinden kannst: entweder, du nutzt einen Diffuser oder einen Teelichthalter, in den ein Öl hineingegeben werden kann. Wenige Tropfen vermischt mit Wasser verströmen dann ihren Geruch im Raum und nehmen Einfluss auf dich und die Geburt. Die andere Variante ist die Vermischung mit einem neutral riechenden Körper-Öl, zum Beispiel Mandel- oder Jojoba-Öl, wobei auf 100 ml Körper-Öl ungefähr 10 Tropfen ätherischen Öls kommen. Auch hier kannst du die Mischung dazu nutzen, dich zu unterstützen. Manche Frauen mögen es, wenn sie mit dem Duft ihrer Wahl am Rücken oder den Schultern massiert werden, andere lassen sich damit das Handgelenk einreiben, damit sie immer mal wieder daran schnuppern können. Manchmal liebt es auch der Bauch, liebevoll eingerieben zu werden. In allen Fällen ist es von Vorteil, sparsam mit ätherischen Ölen umzugehen, denn zu viel davon kann schnell destruktiv wirken. Ein paar Tropfen mehr sind schnell in das

Körper-Öl geträufelt, wenn du aber schon zu viel davon untergemischt hast, ist das Öl für dich und deine Bedürfnisse nicht mehr brauchbar.

Grundsätzlich sind die folgenden ätherischen Öle hilfreich, wenn du dich im Prozess der Niederkunft deines Kindes befindest:

- Bei **vorzeitigen Wehen** hilft echtes (!) Majoran-Öl. Der botanische Name lautet Origanum majorana, und an diesen solltest du dich beim Kauf unbedingt halten. Mische nach der oben genannten Regel ein Körper-Öl mit Majoran-Öl und massiere damit langsam und liebevoll deinen gesamten Bauch.
- Wenn der **Geburtstermin überschritten** ist oder während der Geburt die Wehentätigkeit angeregt werden soll, helfen ätherische Öle aus Zimt, Gewürznelken, Anis und Eisenkraut. Rieche an den verschiedenen Düften und entscheide dich dann für den, der dir am meisten zusagt.
- Sollte während der Geburt **Angst** bei dir eine große Rolle spielen, so sage dies offen deiner

Hebamme. Sie kann mit ätherischen Ölen wie Lavendel und Bergamotte gegensteuern, damit es dir leichter fällt, dich dem Geburtsprozess hinzugeben.

- Um den Raum, in dem du dein Kind zur Welt bringen wirst, mit **entspannenden Düften** zu durchdringen, eignen sich vor allem ätherische Öle aus Lavendel, Geranie oder Muskatellersalbei.
- **Schmerz** ist ein Thema, an dem wir bei der Geburt nicht vorbeikommen. Und doch gibt es Unterstützung aus der Natur. Jasmin-Öl, ob eingerieben in die Haut oder verströmt im Raum, wirkt schmerzlindernd und euphorisierend.
- Zuweilen kann es auch passieren, dass Frauen unter der Geburt schlecht wird oder sie sich übergeben müssen. Gegen die **Übelkeit** helfen Zitrusgerüche wie Zitrone oder Orange. Ein solches Duftstäbchen unter die Nase halten, kann in dieser Situation als sehr angenehm empfunden werden.

Zusammenfassend möchte ich anmerken:

1. Sprich vor dem Gebrauch von Duftölen immer zuerst mit deiner Hebamme. Ätherische Öle können Wirkungen haben, die du vielleicht nicht möchtest oder nicht kennst.
2. Achte beim Kauf immer (!) darauf, zu guter Qualität zu greifen. Parfümöle oder andere Gemische können richtiggehend ungesund sein und Effekte zeigen, die alles andere als hilfreich sind.
3. So wunderbar ätherische Öle uns Frauen bei der Geburt unterstützen können, so irritierend können sie auf das Neugeborene wirken. Wenn dein Baby geboren ist, sollte es an deiner Haut liegen und dabei möglichst viel „Mama" riechen können – und keine fremden Düfte.
4. Auch in der Babypflege ist es ratsam, auf Düfte weitgehend zu verzichten. Nutze am besten ausschließlich Wasser - oder Körper-Öl, das neutral riecht. Babys Sinne sind noch so fein, dass die kleinsten Impulse von außen störend auf den Allgemeinzustand wirken können.

DIE ERSTEN TAGE MIT BABY

Die ersten Tage als frischgebackene Eltern werden sich anfühlen wie ein Traum – ihr werdet sehen. Das Wunder, das ihr in den Händen halten werdet, wird euch von Tag zu Tag bewusster werden, und es ist ein Segen, dieses Glück erleben zu dürfen. Ich wünsche dir und deinem Partner, dass ihr vor allem für eines sorgt, wenn die Geburt überstanden ist: viel, viel Ruhe. Und: Ruhe.

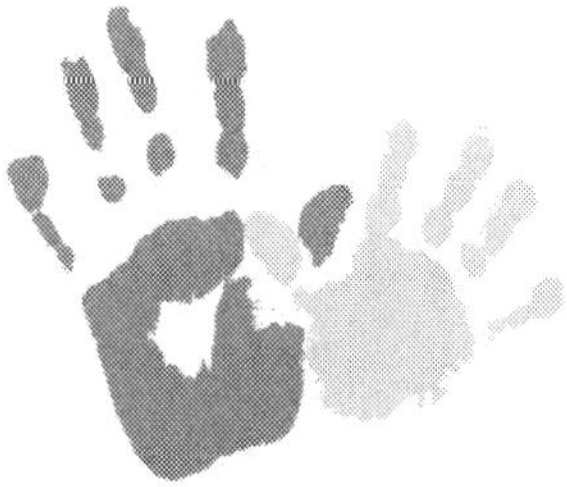

Warum? Weil die ersten Stunden und Tage, die ihr mit eurem Sprössling verbringen werdet, vor allem dafür sorgen werden, dass ihr euch kennenlernt, dass ihr eine Bindung aufbaut, dass ihr den jeweils anderen spüren und mit allen Sinnen erfahren könnt. Du wirst hören, wie das Kind, das bisher in deinem Bauch gelebt hat, plötzlich schreit. Dieses wunderbare Neugeborenen-Schreien, das vor Hilflosigkeit nur so trieft – und du wirst sehen, wie gerne du bereit sein wirst, dich diesem Baby zuzuwenden. Außerdem wirst du endlich erfassen können, wie sich diese unfassbar zarte Babyhaut anfühlt, wenn du über sie streichst. Und der Geruch – der typische und unnachahmliche Geruch eines Säuglings – wird dich mit Dankbarkeit und Freude erfüllen.

Auf die Gefahr hin, dass du jetzt gerade denkst, ich spinne: Du wirst sehen, was ich meine, wenn du dein Kind in den Armen halten und es dir ansehen wirst. All das, was im Vorfeld übertrieben oder kitschig klingt, wird nachvollziehbar, wenn du das Glück des Mamawerdens selbst erlebt hast. Um dich darauf einlassen zu können, benötigst du Ruhe, Innen und Außen. Außerdem, und das wollen wir an dieser Stelle nicht vernachlässigen, wirst du erschöpft sein. Du hast neun Monate Schwangerschaft hinter dir, du bist mental, psychisch und körperlich angestrengt und von der Geburt ausgelaugt. Dein ganzes System, dein ganzes Ich, wird Zeit und Raum brauchen, um sich regenerieren zu können. Das ist völlig normal und gut so, nimm dir also einige Tage, um dein Kind willkommen zu heißen. Es gibt Mütter, die sich sogar volle 14 Tage Auszeit nehmen, wenn das Kind geboren ist. Dann helfen die Großeltern im Haushalt und versorgen die eventuell vorhandenen Geschwisterkinder, der Vater ist Unterstützung und so oft wie möglich anwesend, und die frischgebackene Mama kann mit ihrem Kind in aller Ruhe und Gelassenheit in die neue Lebenssituation hineinwachsen. Natürlich hat nicht jede Mutter Lust, so lange zuhause im Bett liegen zu bleiben. Je nachdem, als wie anstrengend und mühsam Schwangerschaft und Geburt erlebt wurden, braucht jede Frau ihre individuelle Zeit zum Auftanken. Du wirst von selbst spüren, was du brauchst: endlich raus an die frische Luft oder ein paar Tage länger Einkuscheln im Bett.

Das Wochenbett, also die ersten sechs bis acht Wochen nach der Geburt, wird eine Zeit sein, die dich mit so manch neuen Erfahrungen überraschen wird. Dein Körper wird arbeiten, die Rückbildung wird langsam vonstattengehen und du wirst merken, wie sich alles – wieder einmal - verändert. Natürlich wird dein Bauch von Woche zu Woche kleiner werden, deine Brüste aber womöglich deutlich größer als vorher – was auch mal mit Schmerzen einhergehen kann. Die ersten starken Blutungen, der sogenannte Wochenfluss, relativiert sich recht schnell, sollte jedoch beobachtet werden. Für eine gesunde Rückbildung der Gebärmutter ist es unerlässlich, dass der Wochenfluss wirklich *fließen* kann. Möglich, dass du alle zwei Stunden deine Einlage wechseln musst, aber: das muss so. Außerdem solltest du in den ersten vier Wochen darauf achten, nichts Schweres zu heben. Dein Beckenboden wurde während Schwangerschaft und Geburt stark belastet, die Muskeln sind in dieser Phase alles andere als belastbar, also halte Ruhe und schone dich und deinen Körper – er hat wahrlich genug zu tun gehabt in den vergangenen Monaten.

Weißt du schon, wie ihr mit Besuchen von Freunden und Familie umgehen wollt, wenn die Geburt überstanden ist? Ich rate euch, dass ihr euch bereits vorher ein paar Gedanken dazu macht, denn oft fühlt man sich als frischgebackene Eltern überfordert, wenn plötzlich die ganze Sippschaft ins Zimmer drängelt. Ihr kennt euch selbst ganz gut und wisst, wie eure Familien ticken, also sprecht euch vor der Geburt ab und sagt den Großeltern, Tanten, Onkels und wen es da noch so gibt, ob ihr euch freut, wenn sie euch besuchen, oder ob ihr lieber eure Ruhe haben möchtet. Und ja, es ist nicht immer ganz einfach, die eigenen Bedürfnisse anzumelden, zum Beispiel wenn Familienmitglieder Absagen persönlich nehmen. Trotzdem dürft ihr euch überlegen, wie es *euch* geht und was *ihr* wollt – für euch selbst und euer Kind. Sollte der ein oder andere verschnupft reagieren, wenn ihr zu eurem Wunsch nach Dreisamkeit steht, lasst ihn verschnupft sein – das geht wieder vorbei. Und mit etwas Diplomatie – „Ich freue mich sehr, dass du dich so auf die erste Begegnung mit unserem Baby freust, aber bitte gib uns dazu noch ein paare Tage Zeit, ja?!" – wird alles nur halb so schlimm werden. Und auch ganz wichtig: Ihr dürft eure Meinung jederzeit ändern! So manche Eltern gehen im Vorfeld vollkommen unvoreingenommen und entspannt mit viel Besuch um, fühlen sich dann nach der Geburt aber eventuell doch leicht überfordert oder gestresst. Falls dem so ist, ist es keine Schande, dem Umfeld dies mitzuteilen und sie

doch – anders als eventuell vorher besprochen – noch etwas mit dem ersten Besuch vertrösten.
Im Gegenteil dazu dürft ihr auch schon vor der Geburt Freunde und Familie fragen, inwiefern sie bereit sind, euch unter die Arme zu greifen, wenn ihr mit eurem Familienzuwachs nach Hause kommen werdet. Möglicherweise braucht ihr Unterstützung beim Kochen und Saubermachen, vielleicht müssen Telefonate erledigt oder Geschwisterkinder versorgt werden. Wenn ihr euch dazu bereits vor der Geburt Gedanken gemacht habt und eure Lieben nach ihren Kapazitäten fragen konntet, werdet ihr weitaus weniger Stress haben in eurer neuen Lebenssituation. Vielleicht muss dein Partner kurz nach der Niederkunft schon wieder arbeiten gehen und du brauchst jemanden, der zwei Stunden am Tag auf das Baby aufpasst, damit du ein bisschen schlafen kannst? Möglicherweise tut es dir auch einfach nur gut, jemanden um dich zu haben, mit dem du reden kannst und der aufmacht, wenn es an der Tür klingelt? Sucht euch Hilfe und verharrt nicht in Gedanken wie „Andere kriegen das auch allein hin, ich schaffe das schon.". Ihr müsst nichts allein schaffen, und

du als frisch gebackene Mutter schon mal gar nicht. Wann, wenn nicht in dieser Phase, hast du das naturgegebene Recht, nur im Bett zu liegen und dich und dein Kind zu pflegen?!

Ach ja, bevor wir es vergessen: Dein Partner hat natürlich ein paar elementare Dinge zu erledigen, sobald ihr Eltern geworden seid. Nicht selten werden diese Behördengänge als die „Geburtswehen des Mannes" bezeichnet, denn da kommt so Manches auf ihn zu. Gott sei Dank ist das alles gut machbar, und ich wage zu behaupten, dass sogar diejenigen Männer, die Behördengänge ansonsten abgrundtief hassen, sie in dieser Situation lieben werden. Immerhin geht es darum, das eigene Fleisch und Blut in sämtliche Akten aufnehmen zu lassen – wer ist da nicht stolz?! Damit ihr nichts vergesst, findet ihr hier die wichtigsten Aufgaben:

- Anmeldung des Kindes auf dem örtlichen Standesamt **(Geburtsurkunde)**
- Bei nicht verheirateten Paaren: **Vaterschaftsanerkennung** (ebenfalls beim

Standesamt, kann auch schon vor der Geburt gemacht werden)

- Anmeldung bei der **Krankenkasse**
- Beantragung des **Kindergeldes** (Jugendamt)
- Beantragung des **Elterngeldes** (ebenfalls Jugendamt, Elterngeldstelle)
- **Mitteilung** an beide **Arbeitgeber**

AUS DER RUBRIK
Gut zu wissen Teil 2

Ja, es gibt so manche Kleinigkeit, die dir vor der Geburt deines Kindes nicht jeder aufs Butterbrot schmiert. Es ist okay, eigene Erfahrungen zu machen, das gehört zum Leben sogar notwendigerweise dazu. Aber: Nichts spricht dagegen, schon im Vorfeld einen Blick auf die etwaigen Hürden und Zipperlein zu werfen, die nach der Geburt auf dich als Mama warten können. Mir geht es an dieser Stelle absolut nicht darum, dich in irgendeiner Form zu beunruhigen, ich möchte dich nur ein bisschen vorbereiten, auf das, was dich eventuell (!) erwarten könnte. Damit du nicht überrascht sein musst und dir in so manchem Moment denken kannst: „Ha! Hab' ich von gelesen, hab ich drüber geredet – passt.".

- Viele Frauen klagen nach der Geburt über **Hämorrhoiden**. Ist nicht schön, aber wahr. Meist bilden sie sich bereits während der Schwangerschaft, werden aber erst durch das starke Pressen während des Geburtsvorgangs spürbar. Solltest du auch bemerken, dass das Sitzen auf einem Stuhl oder der Besuch der Toilette dich schmerzen, dann lass dir eine entsprechende Salbe verschreiben. Diese hilft binnen Stunden gegen den Schmerz und lässt die Störenfriede innerhalb weniger Tage verschwinden.

- Solltest du dir während der Geburt einen **Dammriss** oder eine ähnliche Verletzung zugezogen haben, ist das nicht weiter schlimm. Es gibt tolle naturkosmetische Produkte aus der Apotheke, die dir helfen können, solltest du an der Naht Schmerzen verspüren. Salben oder Sitzbäder können wahre Wunder wirken und die Wunde schneller heilen lassen. Ein kleiner Helfer aus der Hausapotheke können auch mit Quark gefüllte, gekühlte Binden sein. Sprich mit deiner Hebamme, sie hat sicher hilfreiche Tipps für dich.

- **Verstopfung** ist auch so ein leidiges Thema, mit dem viele Wöchnerinnen zu tun bekommen. Vor allem dann, wenn eine Frau Probleme damit hat loszulassen, oder auch bei Angst und Verspannung, kann der Körper mit Verstopfung reagieren. Lasse dir in einem solchen Fall ein Klistier aus der Apotheke bringen und führe sanft und natürlich ab. Sei dabei aber unbedingt auch geduldig mit deinem Verdauungstrakt, denn bis zu fünf Tage ohne Stuhlgang nach der Geburt sind normal. Manche Frauen müssen während der Geburt so häufig auf die Toilette, dass der Darm danach schlicht und einfach leergefegt ist.

- **Stillende Frauen** beklagen häufig nach etwa zwei Tagen, dass ihre Brüste auf einmal spannen und/oder wehtun. Das hat damit zu tun, dass das Baby in den ersten Stunden nach der Geburt die sogenannte Vormilch trinkt, die sich dann aber zwischen Tag 2 und Tag 4 in normale Muttermilch verwandelt. Diese wird in höherem Maße produziert, außerdem schwellen die Brustdrüsen an und zack – schon fühlt sich frau plötzlich unwohl. Du wirst sehen, dass diese Umstellung recht schnell Schnee von gestern sein wird und du mit dem Stillen rasch klarkommen wirst. Um deine neuerdings sehr gereizten Brustwarzen zu pflegen, empfiehlt es sich, Stilleinlagen aus Wolle-Seide-Gemisch in den BH zu legen und ab und zu etwas lindernde Salbe auszutragen. Sprich dazu mit deiner Hebamme, denn sie kann dir sicher sagen, welche Unterstützung in deinem Fall am geeignetsten ist.

Vielleicht wirst du während des Wochenbetts einige **Haare** mehr **verlieren** als üblicherweise. Das ist kein Weltuntergang, sondern zeugt nur davon, dass dein Hormonhaushalt sich reguliert. Auch hier ist Geduld geboten, die neuen Haare werden in aller Regel wieder völlig normal nachwachsen und du wirst bald wieder so volles Haar haben wie vor der Geburt.

- Der Bär, der nach der Geburt in deinem Hormonhaushalt steppt, kann auch dafür sorgen, dass du vermehrt **schwitzen** musst. Solltest du dies bemerken, darfst du ganz beruhigt sein und dir keine Sorgen machen – du bist völlig gesund. Ziehe dich einfach regelmäßig um, auch wenn du alle paar Stunden ein neues Shirt brauchst. Sorge dafür, dass du dich wohlfühlst, das ist sowieso Regel Nummer 1.

- Du hast sicher schon von der sogenannten **Wochenbettdepression** gehört. Solltest du in den ersten fünf Tagen nach der Geburt aber immer mal wieder weinen müssen und von deinen Emotionen überflutet werden, muss nicht zwangsläufig eine solche vorliegen. Es ist vollkommen normal, dass frau in dieser Phase öfter mal emotional reagiert. Lass die Tränen kommen, lass zu, dass sich alle Anspannung lösen kann. Außerdem befinden du und dein Partner euch plötzlich in einer vollkommen neuen, erst einmal fremden Lebenssituation. Zudem leidet ihr vermutlich unter einem akuten Schlafdefizit und auch körperlich bist du eventuell direkt nach der Geburt noch etwas versehrt. Falls du einer solchen Situation neben all der Freude auch negative Empfindungen haben solltest, muss dies nicht gleich bedeuten, dass du unter einer Wochenbettdepression leidest. Wechselnde Gefühle sind bei vielen frischgebackenen Mamas ganz natürlich und der Situation entsprechend nachvollziehbar. Solltest du allerdings über einen längeren Zeitraum eine tiefe Traurigkeit oder sogar negative Gefühle deinem Baby gegenüber empfinden, zögere nicht, dieses Thema mit einer vertrauten Person und gerne auch mit deiner Hebamme zu besprechen. Niemand wird dich verurteilen! Im Gegenteil: Ich bin mir sicher, dass man dir in diesem Fall helfen kann und wird.

Babys, die von Anfang an wunderbar durchschlafen, bilden die Ausnahme. Mache dich also darauf gefasst, dass du in den Monaten nach der Geburt **kaum noch ruhige Nächte** erleben wirst. Du wirst dich in Zukunft einfach dann schlafen legen, wenn der kleine Knirps die Augen zugemacht hat – auch wenn es nachmittags um vier Uhr ist. Babys brauchen vor allem Routinen im Alltag, um einen geregelten Schlafrhythmus finden zu können, und das kann schon mal eine Weile dauern.

SCHLUSSWORT

Ich freue mich, wenn ich dir mit diesem Buch helfen konnte. Vielleicht hast du Tipps erhalten, wie du mit deinen Ängsten und Zipperlein umgehen kannst, möglicherweise konnte ich dir Input zur Geburt und den vielen ihr innewohnenden Möglichkeiten geben, aber es kann auch sein, dass du es einfach genossen hast, dir weiteres Rundum-Wissen anzueignen. Wie dem auch sei: Es war mir eine Freude!

Wir Frauen haben das große Glück, unsere Kinder über einige Monate in uns tragen und sie dann auf die Welt entlassen zu dürfen. Welch ein Geschenk! Ein Geschenk, das an manchen Tagen eher mit angekratztem Geschenkpapier und nicht klebendem Tesafilm daherkommt, okay. Aber an anderen Tagen wieder erkennen wir, wie glücklich wir uns schätzen können, gerade hier und jetzt dabei sein zu dürfen – dann strahlt das Geschenk mit der Sonne in den schönsten Goldtönen um die Wette. Ich wünsche dir, dass du deine Schwangerschaft genießen kannst und dass du immer wieder Zeit findest, gut für sich zu sorgen. Denn genau das hast du dir verdient.

Haftungsausschluss

Das Werk einschließlich aller seiner Teile ist urheberrechtlich geschützt. Jede Verwertung ist ohne schriftliche Zustimmung des Autors unzulässig. Darunter fallen auch alle Formen der elektronischen Verarbeitung. Die Wiedergabe von Gebrauchsnamen, Handelsnamen, Warenbezeichnungen usw. in diesem Werk berechtigt auch ohne besondere Kennzeichnung nicht zu der Annahme, dass solche Namen im Sinne der Warenzeichen- und Markenschutz-Gesetzgebung als frei zu betrachten wären und daher von jedermann benutzt werden dürfen. Es ist nicht zulässig, Teile dieses Dokuments entweder auf elektronischem Wege oder in gedruckter Form zu reproduzieren, duplizieren oder zu übertragen. Benutzung dieses Buches und die Umsetzung der darin enthaltenen Informationen, Anleitungen und Strategien erfolgt ausdrücklich auf eigenes Risiko.

Haftungsansprüche gegen den Autor für Schäden materieller oder ideeller Art, die durch die Nutzung oder Nichtnutzung der Informationen bzw. durch die Nutzung fehlerhafter und/oder unvollständiger Information verursacht wurden, sind innerhalb des gesetzlichen Rahmens ausgeschlossen.

Der Autor lehnt innerhalb des gesetzlichen Rahmens jegliche Haftungsansprüche ab, die sich direkt oder indirekt aus der Anwendung oder Falschanwendung der in diesem Buch gegebenen Informationen ergeben.

Das Werk inklusive aller Inhalte wurde unter größter Sorgfalt erarbeitet. Der Autor übernimmt jedoch keine Gewähr für die Aktualität, Korrektheit, Vollständigkeit und Qualität der bereitgestellten Informationen. Druckfehler und Falschinformationen können nicht vollständig ausgeschlossen werden. Es kann keine juristische Verantwortung sowie Haftung in irgendeiner

Form für fehlerhafte Angaben und daraus entstandenen Folgen vom Autor übernommen werden. Für die Inhalte von den in diesem Buch abgedruckten Internetseiten sind ausschließlich die Betreiber der jeweiligen Internetseiten verantwortlich. Der Autor hat keinen Einfluss auf Gestaltung und Inhalte fremder Internetseiten. Der Autor distanziert sich daher von allen fremden Inhalten. Zum Zeitpunkt der Verwendung waren keinerlei illegale Inhalte auf den Webseiten vorhanden.

Impressum

Inhalt: Sophie Lessing
Gestaltung: Jana Schuhmann
Druck & Verarbeitung: Amazon Media EU SARL
Projektleitung: Pascal Ludwig, Brunnenstr. 6B, 30453 Hannover, DE

Independently published

Printed in Germany
by Amazon Distribution
GmbH, Leipzig

19151373R00080